中医非物质文化遗产临床经典读本

第二辑

神农本草经

魏·吴普等◎述

清·孙星衍　孙冯翼◎辑

曹　瑛◎校注

U0207068

中国健康传媒集团
中国医药科技出版社

图书在版编目（CIP）数据

神农本草经 /（清）孙星衍，（清）孙冯翼辑；曹瑛校注 . —北京：中国医药科技出版社，2020.7

（中医非物质文化遗产临床经典读本 . 第二辑）

ISBN 978-7-5214-1732-6

Ⅰ . ①神…　Ⅱ . ①孙… ②孙… ③曹…　Ⅲ . ①《神农本草经》　Ⅳ . ① R281.2

中国版本图书馆 CIP 数据核字（2020）第 060501 号

美术编辑　陈君杞

版式设计　也　在

出版　**中国健康传媒集团** | 中国医药科技出版社

地址　北京市海淀区文慧园北路甲 22 号

邮编　100082

电话　发行：010-62227427　邮购：010-62236938

网址　www.cmstp.com

规格　880 × 1230mm $^1/_{32}$

印张　7

字数　152 千字

版次　2020 年 7 月第 1 版

印次　2023 年 11 月第 4 次印刷

印刷　三河市万龙印装有限公司

经销　全国各地新华书店

书号　ISBN 978-7-5214-1732-6

定价　**25.00 元**

获取新书信息、投稿、为图书纠错，请扫码联系我们。

《神农本草经》，简称《本草经》或《本经》，是目前已知最早、对后世影响最大的一部本草学著作，原书分为三卷：卷一为上经，载药 120 种；卷二为中经，载药 120 种；卷三为下经，载药 125 种。它与《内经》《难经》《伤寒杂病论》并称中医学的"四大经典"，约成书于东汉早期，原书于宋代亡佚，从南宋王炎至今，历代学者对其辑佚多达十余次。

此版为清代孙星衍与其侄孙冯翼合辑本。每药先列《本经》经文，次列《吴普本草》《名医别录》的内容，最后是作者按语。

孙氏辑本校勘精良，为古代《本经》辑本中影响最大、成就最高者。本书适合中医、中药工作者，及中医爱好者参考阅读。

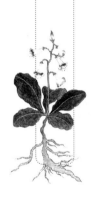

内容提要

《中医非物质文化遗产临床经典读本》

编委会

出版者的话

  中国从有文献可考的夏、商、周三代，就进入了文明的时代。中国人认为自己是炎黄的子孙，若以此推算，中国的文明史可以追溯到五千年前。中华民族崇尚自然，形成了"天人合一"的信仰，中医学就是在这种信仰的基础上产生的一种传统医学。

  中医的起源可以追溯到炎帝、黄帝时期，根据考古、文献记载和传说，炎帝神农氏发明了用药物治病，黄帝轩辕氏创造脏腑经脉知识，炎帝和黄帝不仅是中华民族的始祖，也是中医的缔造者。

  大约在公元前1600年，商代的伊尹发明了用"汤液"治病，即根据不同的证候把药物组合在一起治疗疾病，后世称这种"汤液"为"方剂"，这种治病方法一直延续到现在。由此可见，中华民族早在3700多年前就发明了把各种药物组合为"方剂"治疗疾病，实在令人惊叹！商代的彭祖用养生的方法防治疾病，中国人重视养生的传统至今深入民心。根据西汉司马迁《史记》的记载，春秋战国时期的扁鹊秦越人善于诊脉和针灸，西汉仓公淳于意善于辨证施治。这些世代传承积累的医药知识，到了西汉时期已蔚为大观。汉文帝下诏命刘向等一批学者整理全国的图书，整理后的图书分为六大类，即六艺、诸子、诗赋、兵书、术数、方技，方技即医学。刘向等校书，前后历时27年，是对中国历史文献最为壮观的结集、整理、研究，真正起到了上对古人、下对子孙后代的承前启后的作用。后之学者，欲考中国学术的源流，可以此为纲鉴。

这些记载各种医学知识的医籍，传之后世，被尊为经典。医经中的《黄帝内经》，记述了生命、疾病、诊疗、药物、针灸、养生的原理，是中医学理论体系形成的标志。这部著作流传了2000多年，到现在，仍被视为学习中医的必读之书，且早在公元7世纪，就传播到了周边一些国家和地区，近代以来，更是被翻译成多种语言，在世界许多国家广泛传播。

经方医籍中记载了大量以方治病和药物的知识，其中有《汤液经法》一书，相传是伊尹所作。东汉时期，人们把用药的知识编纂为一部著作，称《神农本草经》，其中记载了365种药物的药性、产地、采收、加工和主治等，是现代中药学的起源。中国历代政府重视对药物进行整理规范，著名的如唐代的《新修本草》、宋代的《证类本草》。到了明代，著名医学家李时珍历经30余年研究，编撰了《本草纲目》一书，在世界各国产生了广泛影响。

东汉时期的张仲景，对医经、经方进行总结，创造了"六经辨证"的理论方法，编撰了《伤寒杂病论》，成为中医临床学的奠基人，至今仍是指导中医临床的重要文献。这部著作早在公元700年左右就传到日本等国家和地区，一直受到重视。

西晋时期，皇甫谧将《素问》《针经》和《黄帝明堂经》进行整理，编纂了《针灸甲乙经》，系统地记录了针灸的理论与实践，成为学习针灸的经典必读之书，一直传承到现在。这部著作也被翻译成多种语言，在世界各地广泛传播。

中医学在数千年的发展历程中，创造积累了丰富的医学理论与实践经验，仅就文献而言，保存下来的中医古籍就有1万余种。中医学独特的思想与实践，在人类社会关注健康、重视保护文化多样性和非物质文化遗产的背景下，显现出更加旺盛的生命力。

中医药学与中华民族所有的知识一样，是"究天人之际"的学问，所以，中国的学者们信守着"究天人之际，通古今之变，成一家之言"的至理。《素问·著至教论》记载黄帝与雷公讨论医道说："而道，上知天文，下知地理，中知人事，可以长久。以教众庶，亦不疑殆。医道论篇，可传后世，可以为宝。"这段话道出了中医学的本质。中医是医道，医道是文化、是智慧，《黄帝内经》中记载的都是医道。医道是究天人之际的学问，天不变，道亦不变，故可以长久，可以传之后世，可以为万世之宝。

医道可以长久，在医道指导下的医疗实践，也可以长久。故《黄帝内经》中的诊法、刺法至今可以用，《伤寒论》《金匮要略》《备急千金要方》《外台秘要》的医方今天亦可以用，《神农本草经》《证类本草》《本草纲目》的药今天仍可以用。

或许要问，时间太久了，没有发展吗？不需要创新吗？其实，求新是中华民族一贯的追求。如《礼记·大学》说："苟日新，日日新，又日新。"清人钱大昕有一部书叫《十驾斋养新录》，他以咏芭蕉的诗句解释"养新"之义说："芭蕉心尽展新枝，新卷新心暗已随，愿学新心养新德，长随新叶起新知。"原来新知是"养"出来的。

中华民族"和实生物，同则不继"的思想智慧，与当今国际社会提出的保护和促进文化多样性、保护人类的非物质文化遗产的需求相呼应。世界卫生组织 2000 年发布的《传统医学研究和评价方法指导总则》中，将"传统医学"定义为"在维护健康以及预防、诊断、改善或治疗身心疾病方面使用的各种以不同文化所特有的理论、信仰和经验为基础的知识、技能和实践的总和"，点明了文化是传统医学的根基。习近平总书记深刻指出："中医药学是中国古代科学的瑰宝，也是打开中华文明宝库的钥匙。"这套丛书的整理出版，也是为了打磨好中医药学这把钥匙，以期打开中华文明这个宝库。

希望这套书的再版，能够带您回归经典，重温中医智慧，获得启示，增添助力！

中国医药科技出版社

2019 年 6 月

校注说明

　　《神农本草经》原书载药365种，分为上、中、下三品，文字简练古朴，是对中药学的第一次系统总结，是中药学理论发展的源头。约成书于东汉早期，原书于宋代亡佚。由于后世本草著作《本草经集注》《新修本草》《证类本草》等的辗转引用，才使《神农本草经》的主要内容得以保存下来，而后世学者以此为基础做了大量辑佚工作。从南宋王炎至现代，对《神农本草经》的辑佚本已多达十余种。其中清代孙星衍与其侄孙冯翼二人合辑的《神农本草经》是古代《本经》辑本中影响最大、成就最高者。

　　孙氏以考据家的角度辑佚《神农本草经》，以《证类本草》为底本，以《太平御览》引文作旁校，校勘记以小字插入文中。该辑本不仅以校勘精良著称，而且对《本经》辑佚研究的进展也作出了重要贡献，主要表现在以下几个方面：第一，据《太平御览》首次将"生山谷"等字样补入《本经》经文，得到之后辑复学者的认可。第二，增补了升麻、黍米、粟米三味药，尤其是确立了升麻的《本经》地位，已经得到后世学者的认同。第三，不仅辑复原文，还广集《说文》《尔雅》《广雅》《淮南子》《抱朴子》等书，致力于药物名实的考辨。第四，重视经史文献中所载《本经》佚文，

1

将《抱朴子》《艺文类聚》《太平御览》《博物志》《文选》中的《本经》或相关文献佚文作为附录列于书后，为进一步研究《本经》提供了材料。第五，注意到《证类本草》中的"诸药制使"内容可能与《本经》有关，作为附录将其列于书后，此举对后世辑本有一定影响。

当然，孙氏辑本还存在一些有待进一步探讨的地方。比如关于作者，孙氏题为"魏吴普等述"，而《本经》诸家辑本皆不著撰者，孙氏的做法未免草率。又如，孙氏认为"至其经文，或以'痒'为'癢'，'创'为'疮'，'淡'为'痰'，'注'为'蛀'，'沙'为'砂'，'兔'为'菟'之类，皆由传写之误"，所以在辑本中一反医家用字习惯，改用了大量古字，有些改字是否合适，也有待探讨。

本次整理以 1925 年中华书局《四部备要》排印本为底本（该版本据问经堂本校勘而成）；以 1990 年岳麓书社影印上海大东书局《中国医学大成》排印本(1936—1937)为对校本，简称"大成本"；以辑本中所引《说文》《尔雅》《淮南子》《抱朴子》等书为他校本。校勘中具体问题的处理以体现孙辑本的风貌为宗旨。

现将本次整理的具体方法说明如下：

一、底本系繁体竖排，今依据《简化字总表》改为简体横排。在中医学上具有特殊意义的繁体字不简化，如瘕瘕的"癥"不简化为"症"。

二、底本中的古字、异体字、俗写字一般情况下改为今字或正体，如"沈"改为"沉"，"鉤"改为"钩"，"覩"改为"睹"，"已上"改为"以上"，"旁光"改为"膀胱"，"要"改为"腰"，"楚词"改为"楚辞"等。若涉及孙氏药物名实、字形等考证的内容，则保持底本原貌。人名中异体字不改，如"韩保昇"不改为"韩保升"。

三、通假字不改，如"张"不改为"胀"，"傅"不改为"敷"。

四、据孙星衍序，知辑本中药名经孙氏专为订正，因此药名不规范用字不改为现行规范用字，以体现孙辑本风貌，如"亭历"不改为"葶苈"，"消石"不改为"硝石"，"昌蒲"不改为"菖蒲"等等，一如底本。

五、文中表示上文意义的"右"一律改为"上"。

六、底本张炯序与孙星衍序装订有串页，今据大成本订正。底本前三篇序文均题"本草经序"，为便于区别，今据大成本分别改为"邵序""张序""孙序"。

七、底本每卷之首有"吴普等述，孙星衍、孙冯冀同辑"字样，今删去。

八、底本每卷之首有药物目录，为体现原本特点今予保留。卷首目录中药名用字有与正文不合者，保持原貌，并出注说明。

校注者

2020 年 1 月

邵 序[①]

《记》曰：医不三世，不服其药。郑康成[②]曰：慎物齐也。孔冲远引旧说云：三世者，一曰《黄帝针灸》，二曰《神农本草》，三曰《素女脉诀》。康成《周礼注》亦曰：五药，草、木、虫、石、谷也。其治合之齐，则存乎神农、子仪之术。是《礼记注》所谓慎物齐者，犹言治合之齐，指本草诸书而言也。冲远既引旧说，复疑其非郑义，过矣。《汉书》引本草方术而《艺文志》缺载，贾公彦引《中经簿》，有《子仪本草经》一卷，不言出于神农。至隋《经籍志》，始载《神农本草经》三卷，与今分上、中、下三品者相合，当属汉以来旧本。《隋志》又载雷公《本草集注》四卷，《蔡邕本草》七卷，今俱不传。自《别录》以后，累有损益升降，随时条记，或传合本文，不相别白。据陆元朗《经典释文》所引，则经文与名医所附益者，合并为一，其来旧矣。孙君伯渊[③]偕其从子[④]，因《大观本草》黑白字书，厘正《神农本经》三卷，又据《太平御览》引《经》云，生山谷、生川泽者，定为本文，其有预章、朱崖、常山、奉高郡县名者，定为后人羼入。释《本草》者，以

---

① 邵序：原作"本草经序"，据大成本改。
② 郑康成：东汉经学家郑玄，字康成。
③ 伯渊：孙星衍，字渊如，又字伯渊，号季述。
④ 从子：侄子。

1

吴普本为最古，散见于诸书征引者，缀集之以补《大观》本所未备，疏通古义，系以考证，非澹雅之才，沉郁之思，未易为此也。古者协阴阳之和，宣赢缩之节，凡夫含声负气，以及倒生旁达，蠕飞蝡[1]动之伦，胥尽其性，遇物能名，以达于利用，生生之具，儒者宜致思焉。《淮南王书》曰：地黄主属骨，而甘草主生肉之药也。又曰：大戟去水，亭历愈张，用之不节，乃反为病。《论衡》曰：治风用风，治热用热，治边用蜜丹。《潜夫论》曰：治疾当真人参，反得支罗服[2]；当得麦门冬，反[3]蒸横麦，已而不识真，合而服之，病以浸剧。斯皆神农之绪言，惟其赡涉者博，故引类比方，悉符药论。后儒或忽为方技家言，渔猎所及，又是末师而非往古，甚至经典所载鸟兽草木，亦辗转而昧其名，不已傎[4]乎！《后汉书·华佗传》吴普从佗学，依准佗疗，多所全济，佗以五禽之戏别传；又载魏明帝使普为禽戏，普以其法语诸医，疑其方术相传，别有奇文异数。今观普所释本草，则神农、黄帝、岐伯、雷公、桐君、医和、扁鹊，以及后代名医之说，靡不赅载，则其多所全济，由于稽考之勤，比验之密，而非必别有其奇文异数。信乎！非读三世书者，不可服其药也。世俗所传，黄帝、神农、扁鹊之书，多为后人窜易，余愿得夫闳览博物者为之是正也。因孙君伯仲校定《本草》，而发其端。至其书考证精审，则读者宜自得之。

余姚邵晋涵序

---

① 蝡（ruǎn 软）：蠕动。也作"蠕"。
② 支罗服：指野萝卜的根。
③ 反：此下《潜夫论·思贤》有"得"字。
④ 傎：同"颠"。

张　序[①]

　　儒者不必以医名，而知医之理，则莫过于儒者。春秋时，和与缓，神于医者也。其通《周易》，辨皿虫之义，医也，而实儒也。世之言医者，必首推神农。然使神农非与太乙游，则其传不正；非作赭鞭钩𨨏，巡五岳四渎，则其识不广；非以土地所生万千类，验其能治与否，则其业不神。传不正，识不广，业不神，虽日取玉石、草木、禽兽、虫鱼、米谷之属历试之，亲尝之，亦仅与商贾市贩等耳，于医乎何与？吾故曰：神农，千古之大儒也。考《崇文总目》，载《食品》一卷，《五脏论》一卷，皆系之神农。其本久不传，传之者，《神农本草经》耳，而亦无专本。唐审元衷辑之，《书录解题》谓之《大观本草》，《读书志》谓之《证类本草》。阙后缪希雍有《疏》，卢之颐有《乘雅半偈》，皆以《本经》为之主。然或参以臆说，或益以衍断，解愈纷，义愈晦，未有考核精审，卓然有所发明者。则证古难，证古而折衷于至是，为尤难。孙渊如观察[②]，偕其从子凤卿[③]，辑《神农本草经》三卷，于吴普《名医》外，益以《说文》《尔雅》《广雅》《淮南子》《抱朴子》诸书，不列古方，不论脉证，而古圣殷殷治世之意，灿然如列眉。孔子曰：

---

① 张序：原作"本草经序"，据大成本改。
② 观察：清代对道员的尊称。
③ 凤卿：孙冯翼，字凤卿，号凤埔。

1

多识于鸟兽草木之名。又曰：致知在格物。则是书也，非徒医家之书，而实儒家之书也，其远胜于希雍、之颐诸人也固宜。或以《本草》之名，始见《汉书·平帝纪》《楼护传》，几有疑于《本草经》者。然神农始尝百草，始有医药，见于《三皇纪》矣；因三百六十五种，注释为七卷，见于陶隐居《别录》矣；增一百十四种，广为二十卷，《唐本草》宗之；增一百三十三种，孟昶复加厘定，《蜀本草》又宗之。至郡县，本属后人所附益，《经》但云生山谷、生川泽耳。《洪范》以康宁为福，《雅》《颂》称寿考万年，又何疑于久服轻身延年为后世方士之说者？大抵儒者之嗜学如医然，渊源其脉也，覆审其眕[1]视也，辨邪正，定是非，则温寒平热之介也。观察方闻缀学，以鸿儒名，海内求其著述者，如金膏水碧之珍。凤卿好博闻，研[2]丹吮墨，日以儒为事，则上溯之羲皇以前，数千年如一日，非嗜之专且久而能然耶？顾吾独怪是编中，无所谓治书癖者，安得起神农而一问之。

嘉庆四年太岁在己未冬十月望日宣城
张炯撰于瞻园之灌疣[3]庄

---

① 眕：大成本作"眕"，当是。眕，视也。眕，同"诊"。
② 研：原作"妍"，据文义改。
③ 疣：大成本作"木"。

孙　序①

　　《神农本草经》三卷，所传白字书，见《大观本草》。按:《嘉祐补注》序云:所谓《神农本经》者，以朱字;《名医》因神农旧条而有增补者，以墨字间于朱字。《开宝重定》序云:旧经三卷，世所流传，《名医别录》，互为编纂。至梁贞白先生陶弘景，乃以《别录》参其《本经》，朱墨杂书，时谓明白。据此，则宋所传黑白字书，实陶弘景手书之本。自梁以前，神农、黄帝、岐伯、雷公、扁鹊各有成书，魏吴普见之，故其说药性主治，各家殊异。后人纂为一书，然犹有旁注，或朱、墨字之别，《本经》之文以是不乱。旧说，本草之名，仅见《汉书·平帝纪》及《楼护传》。予按:《艺文志》有《神农黄帝食药》七卷，今本讹为《食禁》，贾公彦《周礼·医师》疏引其文，正作《食药》，宋人不考，遂疑《本草》非《七略》中书。贾公彦引《中经簿》，又有《子仪本草经》一卷，疑亦此也。梁《七录》有《神农本草》三卷。其卷数不同者，古今分合之异。神农之世，书契未作，说者以此疑《经》，如皇甫谧言，则知四卷成于黄帝。陶弘景云:轩辕以前，文本未传，药性所主，当以识识相因，至于桐、雷，乃著在于编简，此书当与《素问》同类。其言良是。且《艺文志》农、兵、五行、杂占、经方、神仙诸家，俱有神农书，大

————————

① 孙序:原作"本草经序"，据大成本改。

1

抵述作有本，其传非妄。是以《博物志》云：太古书今见存，有《神农经》《春秋传注》。贾逵以《三坟》为三皇之书，神农预其列。《史记》言：秦始皇不去医药卜筮之书，则此《经》幸与《周易》并存。颜之推《家训》乃云：《本草》神农所述，而有豫章、朱崖、赵国、常山、奉高、真定、临淄、冯翊等郡县名出诸药物，皆由后人所羼，非本文。陶弘景亦云：所出郡县，乃后汉时制，疑仲景、云化等所记。按：薛综注《张衡赋》引《本草经》，太一禹余粮，一名石脑，生山谷。是古本无郡县名。《太平御览》引《经》，上云生山谷或川泽，下云生某山某郡，明生山谷《本经》文也，其下郡县，《名医》所益。今大观本俱作黑字，或合其文，云某山川谷，某郡川泽，恐传写之误，古本不若此。仲景、元化后，有吴普、李当之皆修此经。当之书，世少行用。《魏志·华佗传》言普从佗学，隋《经籍志》称《吴普本草》梁有六卷，《嘉祐本草》云普修《神农本草》成四百四十一种，唐《经籍志》尚存六卷，今广内不复存，惟诸书多见引据。其说药性，寒温五味最为详悉。是普书宋时已佚，今其文惟见掌禹锡所引《艺文类聚》《初学记》《后汉书注》《事类赋》诸书。《太平御览》引据尤多，足补《大观》所缺。重是别录前书，因采其文附于《本经》，亦略备矣。其普所称有神农说者，即是《本经》，《大观》或误作黑字，亦据增其药物，或数浮于三百六十五种，由后人以意分合，难以定之。其药名，有禹余粮、王不留行、徐长卿、鬼督邮之属，不类太古时文。按：字书以禹为虫，不必夏禹。其余名号，或系后人所增，或声音传述，改古旧称之致。又《经》有云宜酒渍者，或以酒非神农时物，然《本草衍义》已据《素问》首言以妄为常，以酒为浆，谓酒自黄帝始。又按：《文选注》引《博物志》，亦云杜康作酒。王著《与杜康绝交书》曰：康，字仲宁，或云黄帝时人。则俱不得疑《经》矣。孔子云：述而不作，信而好古。又云：多识于鸟兽草木之名。今儒家拘泥耳目，未能及远，不睹医经、本草之书；方家循守俗书，不察古本药性异同之说；又见明·李时珍作《本草纲目》，其名已愚，仅取大观本，割裂旧文，妄加增驳，迷误后学。予与家凤卿集成是书，庶以辅冀完经，启蒙方伎，略以所知，加之考证。《本经》云：上药本上经，中药本中经，下药本下经。是古以玉石、草木等上、中、下品分卷，而序录别为一卷。陶序朱书云：《本草经》卷上注云：序药性之源本，论病名之形诊；卷中云：玉石、草木三品；卷下云：虫、兽、果、菜、米，合三品。此名医所改，今依古为次。又《帝王世纪》及陶序称四卷者，掌禹锡云：按旧本亦作四卷。韩保昇又云：《神农本草》上、中、下并序录，合四卷。若此，则三、四之异，以有序录。则《抱朴子》《养生要略》《太平御览》所引《神农经》，或云问于太乙子，或引太乙子云云，皆《经》所无，或亦在序录中，后人节去之耳。至其经文，或以"痒"为"癢"、"创"为"疮"、"淡"为"痰"、"注"为"蛀"、"沙"为"砂"、"兔"为"菟"之类，皆由传写之误，据古订正，勿嫌惊俗也。其辨析物类，引据诸书，本之《毛诗》《尔雅》《说文》《方言》《广雅》诸①子杂家，则凤卿增补之力居多云。

阳湖孙星衍撰

---

① 诸：原作"谁"，据大成本改。

新刻神农本草经序

　　著本草者，代有明哲矣，而求道者必推本于神农，以为神圣之至诚尽性，其兴物以全①民，义至精而用至大也。历三代之世以迄秦汉，守其书而传习之，盖无敢违其教者。自陶贞白杂入《名医别录》，朱墨分书，其书无专本矣。至宋以降，朱墨互淆，其书无真本矣。纷纭散乱，千有余岁，好古者乃欲一一收拾以复其旧，亦难矣哉。故灵胎徐氏有《本草百种录》，修园陈氏有《本草经读》，各于经旨有所发明。不愧述者，要止体厥功能，以便世用。而于三品之全物，卒阙焉而无闻，久之乃得顾氏辑本，复于同郡石埭徐氏借得孙氏辑本，二书皆以考核为能者也，而于其中不能无疑焉。孙氏之书，比于顾氏，详且博矣，其所引据，于性味功用，一无所发。盖孙氏本非知医者，此无足怪。乃于名物形状，亦徒罗列富有，莫正是非。如水萍则藻蘋并列，柳华则柽杞同称。如此之类，未可殚举。然而备录前文，以待来哲之论定焉。犹曰贤者至虚至慎，阙所不知之义也。若夫橘柚用其实也，非用其木，青蘘为巨胜苗，巨胜九谷长，其可实谷而苗草耶。二种出入，嫌于妄作矣。尤异者，孙顾二书，同出《大观》，而三品互殊，几于十二。顾氏诋孙不考《本经》目录，故三品种数，显与名例相违。夫《本经》目录，载

---

① 　全：原作"前"，据大成本改。

1

在李氏《纲目》第二卷，昭昭者也。孙氏之辑此书，不可谓不勤者矣，独于此忽焉而不一寓目耶？岂谓《本经》久无真本，安所得其目录？李氏所述不足据耶？然而名例相违又何也？夫数典者经生之空谈，而无与于医之实用者也。天下无无用之物，而患无用物之人。物无不乐效用于人，而人每至于负物。是书也，苟不求所以用之，即名物品数尽如神农之旧，而何所济于世？古圣垂教之深心，历代贤士表章之盛意，其在是耶？用药一用兵也，善用则攻即为补，不善用则补亦杀人。世人于兵皆知不可妄动，独于医药往往轻于尝试，抑独何哉？学海虑古籍之湮也，亟为刊布而叙其梗概如此，以见舍顾而从孙者，亦取征引之富赡耳。至于名象之是非，功用之变化，在善读者之自得之矣。

时光绪辛卯秋仲建德周学海澂之记

2

目 录

🪷 **卷一 上经**

✿ 卷二 中经

✿ 卷三 下经

附录

卷一　上经

　　上药一百二十种为君，主养命以应天。无毒，多服、久服不伤人。欲轻身益气，不老延年者，本上经。

　　丹沙　云母　玉泉　石钟乳　涅石　消石　朴消　滑石　石胆　空青　曾青　禹余粮　太乙^①余粮　白石英　紫石英　五色石脂^②　白青　扁青

　　上玉石上品一十八种，旧同。

　　昌蒲　蘜^③华　人参　天门冬　甘草　干地黄　术　兔丝子　牛膝^④　充蔚子　女萎　防葵　茈葫　麦门冬　独活　车前子　木香　署豫　薏苡仁　泽泻　远志　龙胆　细辛　石斛　巴戟天　白英　白蒿　赤箭　奄闾子　析蓂子　蓍实　赤黑青白黄紫芝　卷柏　蓝实　芎䓖　蘼芜　黄连　络石　蒺藜子　黄耆　肉松容　防风　蒲黄　香蒲　续断　漏芦　营实　天名精　决明子　丹参　茜根　飞廉　五味子　旋华　兰草　蛇床子　地肤子　景天　因陈　杜若　沙参　白兔藿　徐

---

① 太乙：正文作"太一"。太一，亦作"太乙"，古代指天地未分前的混沌之气。

② 五色石脂：正文作"青石赤石黄石白石黑石脂等"。

③ 蘜：正文作"鞠"。鞠、蘜，皆同"菊"。

④ 膝：正文作"厀"。厀，"膝"的古字。

长卿　石龙刍　薇衔　云实　王不留行　升麻　青襄　姑活　别羁　屈草　淮木

上草上品七十三种，旧七十二种。

牡桂　菌桂　松脂　槐实　枸杞　柏实　伏苓　榆皮　酸枣　蘖①木　干漆　五加皮　蔓荆实　辛夷　桑上寄生　杜仲　女贞实　木兰　蕤核　橘柚

上木上品二十种，旧一十九种。

发髲

上人一种，旧同。

龙骨　麝香　牛黄　熊脂　白胶　阿胶

上兽上品六种，旧同。

丹雄鸡　雁肪

上禽上品二种，旧同。

石蜜　蜂子　蜜蜡　牡蛎　龟甲　桑螵②蛸　海蛤　文蛤　蠡鱼　鲤鱼胆

上虫鱼上品一十种，旧同。

藕③实茎　大枣　葡④萄　蓬蘽⑤　鸡头实

上果上品五种，旧六种。

胡麻　麻蕡

上米谷上品二种，旧三种。

冬葵子　苋实　瓜蒂　瓜子　苦菜

上菜上品五种，旧同。

---

① 蘖：正文作"檗"。蘖，同"檗"。
② 螵：正文作"蜱"。蜱，同"螵"。
③ 藕：正文作"蕅"。蕅，同"藕"。
④ 葡：正文作"蒲"。
⑤ 蘽：正文作"藥"。

丹沙

味甘，微寒。主身体五脏百病，养精神，安魂魄，益气，明目，杀精魅邪恶鬼。久服通神明，不老。能化为汞。生山谷。《太平御览》引多有生山谷三字，《大观》本作生符陵山谷，俱作黑字。考生山谷是经文，后人加郡县耳，宜改为白字，而以郡县为黑字。下皆仿此。

《吴普本草》曰：丹沙，神农，甘；黄帝，苦，有毒；扁鹊，苦；李氏，大寒。或生武陵。采无时。能化汞成水银。畏磁石，恶咸水。《太平御览》。

《名医》曰：作末，名真朱。光色如云母，可折者良。生符陵山谷，采无时。

【按】《说文》云：丹，巴越之赤石也。丹象丹井，、象丹形，古文作曰，亦作彤。沙，水散石也。澒，丹沙所化为水银也。《管子·地数》篇云：山上有丹沙者，其下有鉷金。《淮南子·地形训》云：赤天七百岁生赤丹，赤丹七百岁生赤澒。高诱云：赤丹，丹沙也。《山海经》云丹粟。粟、沙，音之缓急也。沙，旧作砂，非。汞即澒省文。《列仙传》云：赤斧能作水澒炼丹，与消石服之。按：金石之药，古人云久服轻身延年者，谓当避谷，绝人道，或服数十年，乃效耳。今人和肉食服之，遂多相反，转以成疾，不可疑古书之虚诬。

云母

味甘，平。主身皮死肌，中风寒热，如在车船上，除邪气，安五脏，益子精，明目，久服轻身延年。一名云珠，一名云华，一名云英，一名云液，一名云沙，一名磷石。生山谷。

《名医》曰：生太山、齐卢山及琅邪、北定山石间。二月采。

此录《名医》说者，即是仲景、元化及普所说，但后人合之，无从别耳，亦以补普书不备也。

【按】《列仙传》云：方回炼食云母。《抱朴子·仙药》篇云：云母有五种：五色并具而多青者，名云英，宜以春服之；五色并具而多赤者，名云珠，宜以夏服之；五色并具而多白者，名云液，宜以秋服之；五色并具而多黑者，名云母，宜以冬服之；但有青、黄二色者，名云沙，宜以季夏服之；晶^①晶纯白，名磷石，可以四时长服之也。李善《文选》注引《异物志》：云母，一名云精，入地万岁不朽。《说文》无磷字。《玉篇》云：磷，薄也，云母之别名。

玉泉

味甘，平。主五脏百病，柔筋强骨，安魂魄，长肌肉，益气，久服耐寒暑《御览》引耐字多作能，古通，不饥渴，不老神仙。人临死服五斤，死三年色不变。一名玉札。《御览》引作玉浓。《初学记》引云：玉桃，服之长生不死。《御览》又引云：玉桃，服之长生不死。若不得早服之，临死日服之，其尸毕天地不朽。则札疑当作桃。生山谷。

《吴普》曰：玉泉，一名玉屑。神农、岐伯、雷公，甘；李氏，平。畏款冬，恶青竹。《御览》。白玉札如白头公。同上。《事类赋》引云：白玉体如白首翁。

【按】《周礼·玉府》：王斋，则供食玉。郑云：玉是阳精之纯者，食之以御水气。郑司农云：王斋，当食玉屑。《抱朴子·仙

---

① 晶（jiǎo 皎）：洁白。

药》篇云：玉，可以乌米酒及地榆酒化之为水，亦可以葱浆消之为粘，亦可饵以为丸，亦可烧以为粉。服之一年以上，入水不霑，入火不灼，刃之不伤，百毒不犯也。不可用已成之器，伤人无益，当得璞玉，乃可用也。得于阗国白玉尤善，其次有南阳徐善亭部界山中玉，及日南卢容水中玉亦佳。

石钟乳

味甘，温。主咳逆上气，明目益精，安五脏，通百节，利九窍，下乳汁。《御览》引云：一名留公乳。《大观》本作：一名公乳。黑字。**生山谷。**

《吴普》曰：钟乳，一名虚中。神农，辛；桐君、黄帝、医和，甘；扁鹊，甘，无毒《御览》引云：李氏，大寒。生山谷《御览》引云：太山山谷阴处岸下，溜汁成《御览》引作：溜汁所成聚，如乳汁，黄白色，空中相通。二月、三月采，阴干。凡《吴普本草》，掌禹锡所引者不复注，惟注其出《御览》诸书者。

《名医》曰：一名公乳，一名芦石，一名夏石。生少室及太山。采无时。

【按】《范子计然》云：石钟乳，出武都，黄白者善。凡引《计然》，多出《事文类聚》《文选》注、《御览》及《大观本草》。《列仙传》云：卭疏煮石髓而服之，谓之石钟乳。钟，当为湩，《说文》云乳汁也。钟，假音字。

涅石旧作矾石，据郭璞注，《山海经》引作涅石

味酸，寒。主寒热泄利，白沃阴蚀，恶创，目痛，坚筋骨

齿。炼饵服之，轻身，不老，增年。一名羽硐。生山谷。

《吴普》曰：矾石，一名羽硐，一名羽泽。神农、岐伯，酸；扁鹊，咸；雷公，酸，无毒。生河西，或陇西，或武都、石门。采无时。岐伯，久服伤人骨。《御览》。

《名医》曰：一名羽泽，生河西及陇西、武都、石门。采无时。

【按】《说文》无矾字。《玉篇》云：矾，石也；硐，矾石也。《西山经》云：女床之山，其阴多涅石。郭璞云：即矾石也，楚人名为涅石，秦名为羽涅也，《本草经》亦名曰涅石也。《范子计然》云：矾石出武都。《淮南子·俶真训》云：以涅染缁。高诱云：涅，矾石也。旧涅石作矾石，羽涅作羽硐，非。

消石

味苦，寒。主五脏积热，胃张闭，涤去蓄结饮食，推陈致新，除邪气。炼之如膏，久服轻身。《御览》引云：一名芒硝。《大观》本作黑字。生山谷。

《吴普》曰：消石，神农，苦；扁鹊，甘。凡出掌禹锡所引，亦见《御览》者，不著[①]所出。

《名医》曰：一名芒消。生益州及武都、陇西、西羌。采无时。

【按】《范子计然》云：硝石，出陇道。据《名医》一名芒消，又别出芒消条，非。《北山经》云：京山有[②]阴处有元礵。疑礵即消异文。

朴消

味苦，寒。主百病，除寒热邪气，逐六腑积聚，结固留癖，能化七十二种石。炼饵服之，轻身神仙。生山谷。

《吴普》曰：朴硝石，神农、岐伯、雷公，无毒。生益州，或山阴。入土千岁不变。炼之不成，不可服。《御览》。

《名医》曰：一名消石朴，生益州，有盐水之阳，采无时。

【按】《说文》云：朴，木皮也。此盖消石外裹如玉璞耳。旧作硝，俗字。

滑石

味甘，寒。主身热泄澼，女子乳难，癃闭。利小便，荡胃中积聚寒热，益精气。久服轻身，耐饥，长年。生山谷。

《名医》曰：一名液石，一名共石，一名脱石，一名番石。生赭阳，及太山之阴，或掖北白山，或卷山。采无时。

【按】《范子计然》云：滑石，白滑者善。《南越志》云：脣城县出脣石，即滑石也。

石胆

味酸，寒。主明目，目痛，金创，诸痫痓，女子阴蚀痛，石淋寒热，崩中下血，诸邪毒气，令人有子。炼饵服之不老，久服增寿神仙。能化铁为铜，成金银《御览》引作合成。一名毕石。生山谷。

《吴普》曰：石胆，神农，酸，小寒；李氏，大寒；桐君，辛，有毒；扁鹊，苦，无毒。《御览》引云：一名黑石，一名铜勒。生羌道或句青山。二月庚子、辛丑采。

《名医》曰：一名黑石，一名棋石，一名铜勒。生羌道、羌里、句青山。二月庚子、辛丑日采。

【按】《范子计然》云：石胆，出陇西羌道。陶弘景云：《仙经》一名立制石。《周礼·疡医》：凡疗疡，以五毒攻之。郑云：今医方有五毒之药，作之，合黄塾[①]，置石胆、丹沙、雄黄、矾石、慈石其中，烧之三日三夜，其烟上著，以鸡羽扫取之以注创，恶肉破骨则尽出。《图经》曰：故翰林学士杨亿尝笔记直史馆杨嵎，有疡生于颊，人语之，依郑法合烧，药成，注之疮中，遂愈。信古方攻病之速也。

空青

味甘，寒。主青盲耳聋，明目，利九窍，通血脉，养精神。久服轻身延年不老。能化铜铁铅锡作金。生山谷。

《吴普》曰：空青，神农，甘；一经，酸。久服有神仙玉女来侍，使人志高。《御览》。

《名医》曰：生益州，及越嶲山有铜处。铜精熏则生空青，其腹中空。三月中旬采，亦无时。

【按】《西山经》云：皇人之山，其下多青。郭璞云：空青，曾青之属。《范子计然》云：空青出巴郡。司马相如赋云丹青。张揖云：青，青䰅也。颜师古云：青䰅，今之丹青也。

---

① 黄塾（wǔ 武）：指黄土制的瓦器。

曾青

味酸，小寒。主目痛，止泪，出风痹，利关节，通九窍，破癥坚积聚。久服轻身不老。能化金铜。生山谷。

《名医》曰：生蜀中及越巂。采无时。

【按】《管子·揆度》篇云：秦明山之曾青。《荀子》云：南海则有曾青。杨倞注：曾青，铜之精。《范子计然》云：曾青出弘农豫章，白青出新涂。青色者善。《淮南子·地形训》云：青天①八百岁生青曾。高诱云：青曾，青石也。

禹余粮

味甘，寒。主咳逆，寒热烦满，下《御览》有痢字赤白，血闭癥瘕，大热。炼饵服之，不饥轻身延年。生池泽及山岛中。

《名医》曰：一名白余粮，生东海及池泽中。

【按】《范子计然》云：禹余粮出河东。《列仙传》云：赤斧上华山取禹余粮。《博物志》云：世传昔禹治水，弃其所余食于江中，而为药也。按：此出《神农经》，则禹非夏禹之禹，或本名白余粮，《名医》等移其名耳。

太一余粮

味甘，平。主咳逆上气，癥瘕、血闭、漏下，除邪气。久服耐寒暑，不饥，轻身，飞行千里，神仙。《御览》引作若神仙。一名

---

① 天：原作"天"，据《淮南子·地形训》改。

石脑。生山谷。

《吴普》曰：太一禹余粮，一名禹哀。神农、岐伯、雷公，甘，平；李氏，小寒；扁鹊，甘，无毒。生太山上。有甲，甲中有白，白中有黄，如鸡子黄色。九月采，或无时。

《名医》曰：生太山。九月采。

【按】《抱朴子·金丹》篇云：《灵丹经》用丹沙、雄黄、雌黄、石硫黄、曾青、矾石、磁石、戎盐、太一禹余粮，亦用六一泥及神室祭醮合之，三十六日成。

白石英

味甘，微温。主消渴，阴痿，不足，咳逆《御览》引作呕逆，胸膈间久寒，益气，除风湿痹。《御览》引作阴湿痹。久服轻身《御览》引作身轻健，长年。生山谷。

《吴普》曰：白石英，神农，甘；岐伯、黄帝、雷公、扁鹊，无毒。生太山。形如紫石英，白泽，长者二三寸。采无时。《御览》引云：久服，通日月光。

《名医》曰：生华阴及太山。

【按】司马相如赋有白坿。苏林云：白坿，白石英也。司马贞云：出鲁阳山。

紫石英

味甘，温。主心腹咳逆《御览》引作呕逆，邪气，补不足，女子风寒在子宫，绝孕十年无子。久服温中，轻身延年。生山谷。

《吴普》曰：紫石英，神农、扁鹊，味甘，平；李氏，大寒；雷公，大温；岐伯，甘，无毒。生太山或会稽。采无时。欲令如削，紫色达头如樗蒲者。

又曰：青石英，形如白石英，青端赤后者是；赤石英，形如白石英，赤端白后者是，赤泽有光，味苦，补心气；黄石英，形如白石英，黄色如金，白后者是；黑石英，形如白石英，黑泽有光。《御览》、掌禹锡引此节文。

《名医》曰：生太山，采无时。

青石、赤石、黄石、白石、黑石脂等

味甘，平。主黄疸，泄利，肠癖脓血，阴蚀，下血，赤白，邪气，痈肿，疽痔，恶创，头疡，疥瘙。久服补髓益气，肥健不饥，轻身延年。五石脂，各随五色补五脏。生山谷中。

《吴普》曰：五色石脂，一名青、赤、黄、白、黑符。青符，神农，甘；雷公，酸，无毒；桐君，辛，无毒；李氏，小寒。生南山，或海涯。采无时。赤符，神农、雷公，甘；黄帝、扁鹊，无毒；李氏，小寒。或生少室，或生太山。色绛，滑如脂。黄符，李氏，小寒；雷公，苦。或生嵩山。色如豚脑、雁雏。采无时。白符，一名随髓字。岐伯、雷公，酸，无毒；李氏，小寒；桐君，甘，无毒；扁鹊，辛。或生少室天娄山，或太山。黑符，一名石泥。桐君，甘，无毒。生洛西山空地。

《名医》曰：生南山之阳，一本作南阳。又云：黑石脂，一名石涅，一名石墨。

【按】《吴普》引神农甘云云，五石脂各有条，后世合为一条也。《范子计然》云：赤石脂，出河东。色赤者善。《列仙传》云：赤须子好食石脂。

白青

味甘，平。主明目，利九窍，耳聋，心下邪气，令人吐，杀诸毒、三虫。久服通神明，轻身延年不老。生山谷。

《吴普》曰：神农，甘，平；雷公，酸，无毒。生豫章。可消而为铜。《御览》。

《名医》曰：生豫章。采无时。

【按】《范子计然》云：白青出巴郡。

扁青

味甘，平。主目痛，明目，折跌，痈肿，金创不瘳，破积聚，解毒气《御览》引作辟毒，利精神。久服轻身不老。生山谷。

《吴普》曰：扁青，神农、雷公，小寒，无毒。生蜀郡。治丈夫内绝，令人有子。《御览》引云：治痈肿风痹。久服轻身。

《名医》曰：生朱崖、武都、朱提。采无时。

【按】《范子计然》云：扁青，出弘农、豫章。

上玉石上品一十八种，旧同。

昌蒲①

味辛，温。主风寒湿痹，咳逆上气，开心孔，补五脏，通

---

① 昌蒲：大成本作"菖蒲"。

九窍，明耳目，出声音。久服轻身，不忘，不迷或[1]，延年。一名昌阳。《御览》引云：生石上，一寸九节者，久服轻身云云。《大观》本无生石上三字，有云一寸九节者良，作黑字。生池泽。

《吴普》曰：昌蒲，一名尧韭。《艺文类聚》引云：一名昌阳。

《名医》曰：生上洛及蜀郡严道。五月十二日采根，阴干。

【按】《说文》云：茚，昌蒲也，益州生。䓡，茚䓡也。《广雅》云：卬，昌阳，昌蒲也。《周礼·醢人》云昌本。郑云：昌本，昌蒲根，切之四寸为菹。《春秋左传》云：飨以昌歜。杜预云：昌歜，昌蒲菹。《吕氏春秋》云：冬至后五旬七日，昌始生。昌者，百草之先，于是始耕。《淮南子·说山训》云：昌羊，去蚤虱而来蛉穷。高诱云：昌羊，昌蒲。《列仙传》云：商邱子胥食昌蒲根，务光服蒲韭根《离骚草木疏》[2]云：沈存中云：所谓兰荪，即今昌蒲是也。

鞠华

味苦，平。主风，头眩肿痛，目欲脱，泪出，皮肤死肌，恶风湿痹。久服利血气，轻身耐老延年。一名节华。生川泽及田野。

《吴普》曰：菊华，一名白华《初学记》，一名女华，一名女茎。

《名医》曰：一名日精，一名女节，一名女华，一名女茎，一名更生，一名周盈，一名傅延年，一名阴成。生雍州。正月

---

[1] 或：通“惑”。《孟子·告子上》：“无或乎王之不智也。”

[2] 离骚草木疏：宋·吴仁杰撰。此疏多以《山海经》为据，征引宏富，考辨典核，可补王逸训诂《离骚》不足之处。

采根，三月采叶，五月采茎，九月采花，十一月采实，皆阴干。

【按】《说文》云：蘜，治墙也。蘜，日精也，似秋华，或省作菣。《尔雅》云：蘜，治墙。郭璞云：今之秋华，菊。则蘜、蘜、菣，皆秋华字，今惟作菊。《说文》以为大菊、蘧麦^①，假音用之也。

人参

味甘，微寒。主补五脏，安精神，定魂魄，止惊悸，除邪气，明目，开心，益智。久服轻身延年。一名人衔，一名鬼盖。生山谷。

《吴普》曰：人参，一名土精，一名神草，一名黄参，一名血参，一名人微，一名玉精。神农，甘，小寒；桐君、雷公，苦；岐伯、黄帝，甘，无毒；扁鹊，有毒。生邯郸。三月生叶小兑^②，核黑茎有毛。三月、九月采根，根有头、足、手，面目如人。《御览》。

《名医》曰：一名神草，一名人微，一名土精，一名血参。如人形者有神。生上党及辽东。二月、四月、八月上旬采根。竹刀刮，曝干，无令见风。

【按】《说文》云：薓，人薓，药草，出上党。《广雅》云：地精，人葠也。《范子计然》云：人参，出上党，状类人者善。刘敬叔《异苑》云：人参，一名土精，生上党者佳。人形皆具，能作儿啼。

---

① 蘧麦：即瞿麦。
② 兑：通"锐"。

天门冬

味苦，平。主诸暴风湿偏痹，强骨髓，杀三虫，去伏尸。久服轻身，益气，延年。一名颠勒。《尔雅》注引云：门冬，一名满冬。今无文。生山谷。

《名医》曰：生奉高山。二月、七月、八月采根，暴干。

【按】《说文》云：蘠，蘠蘼，虋冬也。《中山经》云：条谷之山，其草多虋①冬。《尔雅》云：蘠蘼，虋冬。《列仙传》云：赤须了食天门冬。《抱朴子·仙药》篇云：天门冬，或名地门冬，或名筵门冬，或名颠棘，或名淫羊食，或名管松。

甘草

味甘，平。主五脏六腑寒热邪气，坚筋骨，长肌肉，倍力，金创𤻤毒。久服轻身延年。《御览》引云：一名美草，一名密甘。《大观》本作黑字。生川谷。

《名医》曰：一名密甘，一名美草，一名蜜草，一名蕗当作蘦草。生河西积沙山及上郡。二月、八月除日采根，暴干，十日成。

【按】《说文》云：苷，甘草也；蘦，大苦也；苦，大苦苓也。《广雅》云：美草，甘草也。《毛诗》云：隰有苓。《传》云：苓，大苦。《尔雅》云：蘦，大苦。郭璞云：今甘草蔓延生，叶似荷青黄，茎赤黄有节，节有枝相当。或云蘦似地黄，此作甘，

---

① 虋：原误作"蕒"，据大成本改。

省字。蕌、苓通。

干地黄

味甘，寒。主折跌绝筋，伤中，逐血痹，填骨髓，长肌肉。作汤除寒热积聚，除痹。生者尤良。久服轻身，不老。一名地髓。生川泽。

《名医》曰：一名芐，一名芑。生咸阳。黄土地者佳。二月、八日采根，阴干。

【按】《说文》云：芐，地黄也。《礼》曰：鈃毛牛藿，羊芐豕薇。《广雅》云：地髓，地黄也。《尔雅》云：芐，地黄。郭璞云：一名地髓，江东呼芐。《列仙传》云：吕尚服地髓。

术

味苦，温。主风寒湿痹，死肌，痉，疸，止汗，除热，消食。作煎饵。久服轻身，延年，不饥。一名山蓟。《艺文类聚》引作山筋。生山谷。

《吴普》曰：术，一名山连，一名山芥，一名天苏，一名山姜。《艺文类聚》。

《名医》曰：一名山姜，一名山连。生郑山、汉中、南郑。二月、三月、八月、九月采根，暴干。

【按】《说文》云：术，山蓟也。《广雅》云：山姜，术也。白术，牡丹也。《中山经》云：首山草多荒。郭璞云：荒，山蓟也。《尔雅》云：术，山蓟。郭璞云：今术似蓟，而生山中。《范子计然》云：术，出三辅，黄白色者善。《列仙传》云：涓子好饵术。《抱朴子·仙药》篇云：术，一名山蓟，一名山精。故《神药经》曰：必欲长生，长服山精。

兔丝子

味辛，平。主续绝伤，补不足，益气力，肥健。汁去面皯。久服明目，轻身，延年。一名兔芦。生川泽。

《吴普》曰：兔丝，一名玉女，一名松萝，一名鸟萝，一名鸭萝，一名复实，一名赤网。生山谷。《御览》。

《名医》曰：一名菟缕，一名唐蒙，一名玉女，一名赤网，一名兔累。生朝鲜田野，蔓延草木之上，色黄而细为赤网，色浅而大为兔累。九月采实，暴干。

【按】《说文》云：蒙，玉女也。《广雅》云：兔邱，兔丝也；女萝，松萝也。《尔雅》云：唐蒙，女萝。女萝，兔丝。又云：蒙，玉女。《毛诗》云：爰采唐矣。《传》云：唐蒙，菜名。又：茑与女萝。《传》云：女萝，菟丝，松萝也。陆玑云：今菟丝蔓连草上生，黄赤如金，今合药菟丝子是也，非松萝。松萝，自蔓松上，枝正青，与菟丝异。《楚辞》云：被薜荔兮带女萝。王逸云：女萝，兔丝也。《淮南子》云：千秋之松，下有茯苓，上有兔丝。高诱注云：茯苓，千岁松脂也。菟丝生其上而无根。旧作菟，非。

牛郄

味苦，酸《御览》作辛。主寒《御览》作伤寒湿痿痹，四肢拘挛，膝痛不可屈伸，逐血气，伤热火烂，堕胎。久服轻身，耐老《御览》作能老。一名百倍。生川谷。

《吴普》曰：牛𣗥，神农，甘；一经，酸；黄帝、扁鹊，甘；李氏，温；雷公，酸，无毒。生河内或临邛^①。叶如夏蓝，茎本赤。二月、八月采。《御览》。

《名医》曰：生河内及临朐。二月、八月、十月采根，阴干。

【按】《广雅》云：牛茎，牛膝也。陶弘景云：其茎有节，似膝，故以为名也。膝，当作𣗥。

充蔚子

味辛，微温。主明目益精，除水气。久服轻身。茎主瘾疹痒，可作浴汤。一名益母，一名益明，一名大札。生池泽。

《名医》曰：一名贞蔚。生海滨。五月采。

【按】《说文》云：萑，萑也。《广雅》云：益母，充蔚也。《尔雅》云：萑，蓷。郭璞云：今茺蔚也。《毛诗》云：中谷有蓷。《传》云：蓷，鵻也。陆玑云：旧说及魏博士济阴周元明皆云菴䕡，是也。《韩诗》及《三苍说》悉云益母，故曾子见益母而感。刘歆曰：蓷，臭秽。臭秽，即茺蔚也。旧作茺，非。

女萎

味甘，平。主中风暴热，不能动摇，跌筋结肉，诸不足。久服去面黑䵑，好颜色，润泽，轻身，不老。生山谷。

《吴普》曰：女萎，一名葳蕤，一名玉马，一名地节，一名虫蝉，一名乌萎，一名荧，一名玉竹。神农，苦；一经，甘；桐君、雷公、扁鹊，甘，无毒；黄帝，辛。生太山山谷。叶青

黄相值如姜。二月、七月采。治中风暴热。久服轻身。《御览》。一名左眄。久服轻身，耐老。同上。

《名医》曰：一名荧，一名地节，一名玉竹，一名马熏。生太山及邱陵。立春后采，阴干。

【按】《尔雅》云：荧，委萎。郭璞云：药草也，叶似竹，大者如箭，竿有节，叶狭而长，表白里青，根大如指，长一二尺，可啖。陶弘景云：按《本经》有女萎，无萎蕤，《别录》有萎蕤，而为用正同，疑女萎即萎蕤也，惟名异耳。陈藏器云：《魏志·樊阿传》：青黏，一名黄芝，一名地节。此即萎蕤。

防葵

味辛，寒。主疝瘕肠泄，膀胱热结，溺不下，咳逆，温疟，癫痫，惊邪狂走。久服坚骨髓，益气，轻身。一名梨盖。生川谷。

《吴普》曰：房葵，一名梨盖，一名爵离，一名房苑，一名晨草，一名利如，一名方盖。神农，辛，小寒；桐君、扁鹊，无毒；岐伯、雷公、黄帝，苦，无毒。茎叶如葵，上黑黄。二月生根，根大如桔梗，根中红白，六月花白，七月、八月实白。三月三日采根。《御览》。

《名医》曰：一名房慈，一名爵离，一名农果，一名利茹，一名方盖。生临淄，及嵩高、太山、少室。三月三日采根，暴干。

【按】《博物志》云：防葵，与狼毒相似。

茈胡

味苦，平。主心腹，去肠胃中结气，饮食积聚，寒热邪气，推陈致新。久服轻身，明目，益精。一名地熏。

《吴普》曰：茈葫，一名山菜，一名茹草。神农、岐伯、雷公，苦，无毒。生宛句。二月、八月采根。《御览》。

《名医》曰：一名山菜，一名茹草。叶，一名芸蒿，辛香可食，生弘农及宛句。二月、八月采根，暴干。

【按】《博物志》云：芸蒿，叶似邪蒿，春秋有白蒻，长四五寸，香美可食。长安及河内并有之。《夏小正》云：正月采芸。《月令》云：仲春芸始生。《吕氏春秋》云：菜之美者，华阳之芸。皆即此也。《急就篇》有芸，颜师古注云：即今芸蒿也。然则是此茈胡叶矣。茈、柴、前声相转。《名医》别出前胡条，非。陶弘景云：《本经》上品有茈胡而无此，晚来医乃用之。

麦门冬

味甘，平。主心腹结气，伤中伤饱，胃络脉绝，羸瘦短气。久服轻身，不老，不饥。生川谷及隄阪。

《吴普》曰：一名马韭，一名虋冬，一名忍冬，一名忍陵，一名不死药，一名仆垒，一名随脂。《太平御览》引云：一名羊韭；秦，一名马韭，一名禹韭；又越，一名羊齐，一名爱韭，一名禹韭，一名虋韭，一名禹余粮。神农、岐伯，甘，平；黄帝、桐君、雷公，甘，无毒；李氏，甘，小温；扁鹊，无毒。生山谷肥地。叶如韭，肥泽丛生。采无时。实青黄。

《名医》曰：秦名羊韭，齐名爱韭，楚名马韭，越名羊蓍，一名禹葭，一名禹余粮。叶如韭。冬夏长生，生函谷肥土、石间久废处。二月、三月、八月、十月采，阴干。

【按】《说文》云：荵，荵冬草。《中山经》云：青要之山，是多仆累。据《吴普》说，即麦门冬也。忍、葱，坴、累，音同。陶弘景云：实如青珠，根似穬麦，故谓麦门冬。

独活

味苦，平。主风寒所击，金疮止痛，贲豚，痫痓，女子疝瘕。久服轻身，耐老。一名羌活，一名羌青，一名护羌使者。生川谷。

《吴普》曰：独活，一名胡王使者。神农、黄帝，苦，无毒。八月采。此药有风花不动，无风独摇。《御览》。

《名医》曰：一名胡王使者，一名独摇草。此草得风不摇，无风自动。生雍州，或陇西南安。二月、八月采根，暴干。

【按】《列仙传》云山图服羌活、独活，则似二名。护羌、胡王，皆羌字缓声，犹专诸为专设诸，庚公差[①]为庚公之斯，非有义也。

车前子

味甘，寒，无毒。主气癃，止痛，利水道小便，除湿痹。久服轻身，耐老。一名当道。《御览》有云：一名牛舌。《大观》本作牛遗，黑字。生平泽。

《名医》曰：一名芣苢，一名虾蟆衣，一名牛遗，一名胜舄。生真定邱陵阪道中。五月五日采，阴干。

【按】《说文》云：芣，一曰芣苢。苢，芣苢。一名马舄。

---

① 庚公差：春秋时期人物。《左传·襄公十四年》："初，尹公佗学射于庚公差，庚公差学射于公孙丁。"

其实如李，令人宜子。《周书》所说。《广雅》云：当道，马舄也。《尔雅》云：芣苢，马舄；马舄，车前。郭璞云：今车前草，大叶长穗，好生道边，江东呼为虾蟆衣。又：蘠，牛蘠。孙炎云：车前，一名牛蘠。《毛诗》云：采采芣苢。《传》云：芣苢，马舄；马舄，车前也。陆玑云：马舄，一名车前，一名当道。喜在牛迹中生，故曰车前、当道也。今药中车前子是也。幽州人谓之牛舌草。

木香

味辛。主邪气，辟毒疫温鬼，强志，主淋露。《御览》引云：主气不足。《大观》本作黑字。**久服不梦寤魇寐。**《御览》引云：一名密青。又云：轻身，致神仙。《大观》本俱作黑字。**生山谷。**

《名医》曰：一名蜜香。生永昌。

署豫 旧作薯蓣，《御览》作署豫，是

味甘，温。主伤中，补虚羸，除寒热邪气，补中，益气力，长肌肉。久服耳目聪明，轻身，不饥，延年。一名山芋。生山谷。

《吴普》曰：薯蓣，一名诸署。《御览》作署豫，作诸署，《艺文类聚》亦作诸。齐越名山芋，一名修脆，一名儿草。《御览》引云：秦楚名玉延，齐越名山芋，郑赵名山芋，一名玉延。神农，甘，小温；桐君、雷公，甘《御览》作苦，无毒。或生临朐钟山。始生赤茎细蔓，五月华白，七月实青黄，八月熟落，根中白，皮黄，类芋。《御览》引云：二月、三月、八月采根。恶甘遂。

《名医》曰：秦楚名玉延，郑越名土藷。生嵩高。二月、八

月采根，暴干。

【按】《广雅》云：玉延，藷藇，署预也。《北山经》云：景山草多藷藇。郭璞云：根似羊蹄，可食，今江南单呼为藷，语有轻重耳。《范子计然》云：藷藇，本出三辅，白色者善。《本草衍义》云：山药，上一字犯宋英庙讳，下一字曰蓣，唐代宗名豫，故改下一字为药。

薏苡仁

味甘，微寒。主筋急，拘挛不可屈伸，风湿痹，下气。久服轻身，益气。其根下三虫。一名解蠡。生平泽及田野。

《名医》曰：一名屋菼，一名起实，一名赣。生真定。八月采实，采根无时。

【按】《说文》云：蒢，蒢苢，一曰蒢英。赣，一曰薏苢。《广雅》云：赣，起实，薏苢也。《吴越春秋》：鲧娶于有莘氏之女，名曰女嬉，年壮未孳，嬉于砥山，得薏苡而吞之，意若为人所感，因而妊孕。《后汉书·马援传》：援在交趾，常饵薏苡实，用能轻身、省欲，以胜瘴。蒢，俗作薏，非。

泽泻

味甘，寒。主风寒湿痹，乳难，消水，养五脏，益气力，肥健。久服耳目聪明，不饥，延年，轻身，面生光，能行水上。一名水泻，一名芒芋，一名鹄泻。生池泽。

《名医》曰：生汝南。五、六、八月采根，阴干。

【按】《说文》云：蕍，水写也。《尔雅》云：蕍，蕮。郭璞云：

今泽蒚。又：蕡，牛唇。郭璞云：《毛诗传》云水蕮也，如续断，寸寸有节，拔之可复。《毛诗》云：言采其蕡。《传》云：蕡，水蕮也。陆玑云：今泽蕮也。其叶如车前草大，其味亦相似。徐州广陵人食之。

远志

味苦，温。主咳逆伤中，补不足，除邪气，利九窍，益智慧，耳目聪明，不忘，强志倍力。久服轻身，不老。叶名小草，一名棘菀陆德明《尔雅音义》引作菀，一名葽绕《御览》作要绕，一名细草。生川谷。

《名医》曰：生太山及冤句。四月采根、叶，阴干。

【按】《说文》云：菀，棘菀也。《广雅》云：蘵菀，远志也。其上谓之小草。《尔雅》云：葽绕，蘵菀。郭璞云：今远志也。似麻黄，赤华，叶锐而黄。

龙胆

味苦涩。主骨间寒热，惊痫邪气，续绝伤，定五脏，杀蛊毒。久服益智，不忘，轻身，耐老。一名陵游。生山谷。

《名医》曰：生齐朐及冤句。二月、八月、十一月、十二月采根，阴干。

细辛

味辛，温。主咳逆，头痛脑动，百节拘挛，风湿痹痛，死肌。久服明目，利九窍，轻身，长年。一名小辛。生山谷。

《吴普》曰：细辛，一名细草。《御览》引云：一名小辛。神农、黄帝、雷公、桐君，辛，小温；岐伯，无毒；李氏，小寒。如葵叶，色赤黑，一根一叶相连。《御览》引云：三月、八月采根。

《名医》曰：生华阴。二月、八月采根，阴干。

【按】《广雅》云：细条、少辛，细辛也。《中山经》云：浮戏之山，上多少辛。郭璞云：细辛也。《管子·地员》篇云：小辛大蒙①。《范子计然》云：细辛，出华阴。色白者善。

石斛

味甘，平。主伤中，除痹，下气，补五脏，虚劳，羸瘦，强阴。久服厚肠胃，轻身，延年。一名林兰。《御览》引云：一名禁生。《大观》本作黑字。生山谷。

《吴普》曰：石斛，神农，甘，平；扁鹊，酸；李氏，寒。《御览》。

《名医》曰：一名禁生，一名杜兰，一名石蓫。生六安水傍石上。七月、八月采茎，阴干。

【按】《范子计然》云：石斛，出六安。

巴戟天

味辛，微温。主大风邪气，阴痿不起，强筋骨，安五脏，补中，增志，益气。生山谷。

《名医》曰：生巴郡及下邳。二月、八月采根，阴干。

---

① 大蒙：中药名。

白英

味甘，寒。主寒热，八疸，消渴，补中益气。久服轻身，延年。一名谷菜。元本误作黑字。生山谷。

《名医》曰：一名白草。生益州。春采叶，夏采茎，秋采花，冬采根。

【按】《尔雅》云：苻，鬼目。郭璞云：今江东有鬼目草，茎似葛，叶圆而毛，子如耳珰也，赤色丛生。唐本注白英云：此鬼目草也。

白蒿

味甘，平。主五脏邪气，风寒湿痹，补中益气，长毛发令黑，疗心悬，少食常饥。久服轻身，耳目聪明，不老。生川泽。

《名医》曰：生中山。二月采。

【按】《说文》云：蘩，白蒿也；艾，冰台也。《广雅》云：蘩母，旁勃也。《尔雅》云：艾，冰台。郭璞云：今艾，白蒿。《夏小正》云：二月采蘩《传》云：蘩，由胡。由胡者，繁母也。繁母者，旁勃也。《尔雅》云：蘩，皤蒿。郭璞云：白蒿。又：蘩，由胡。郭璞云：未详《毛诗》云：于以采蘩《传》云：蘩，皤蒿也。又：采蘩祁祁《传》云：蘩，白蒿也。陆玑云：凡艾，白色者，为皤蒿。《楚辞》王逸注云：艾，白蒿也。按：皤、白，音义皆相近。艾，是药名，《本草经》无者，即白蒿是也。《名医》别出艾条，非。

赤箭

味辛，温。主杀鬼精物，蛊毒恶气。久服益气力，长阴，肥健，轻身，增年。一名离母，一名鬼督邮。生川谷。

《吴普》曰：鬼督邮，一名神草，一名阎狗。或生太山，或少室。茎、箭赤，无叶，根如芋子。三月、四月、八月采根，日干。治痈肿。《御览》。

《名医》曰：生陈仓、雍州，及太山、少室。三月、四月、八月采根，暴干。

【按】《抱朴子》云：按仙方中有合离草，一名独摇，一名离母。所以谓之合离、离母者，此草为物，下根如芋魁，有游子十二枚周环之，去大魁数尺，虽相须，而实不相连，但以气相属耳。别说云：今医家见用天麻，即是此赤箭根。

奄闾子 旧作菴蔄。《御览》作奄闾，是

味苦，微寒。主五脏瘀血，腹中水气，胪张留热，风寒湿痹，身体诸痛。久服轻身，延年，不老。生川谷。

《吴普》曰：奄闾，神农、雷公、桐君、岐伯，苦，小温，无毒；李氏，温。或生上党。叶青厚两相当，七月花白，九月实黑。七月、九月、十月采。驴马食，仙去。《御览》。

《名医》曰：駏驉食之，神仙。生雍州，亦生上党及道边。十月采实，阴干。

【按】司马相如赋有奄闾。张揖云：奄闾，蒿也，子可治疾。

析蓂子

味辛,微温。主明目,目痛泪出,除痹,补五脏,益精光。久服轻身,不老。一名蔑析,一名大蕺,一名马辛。生川泽及道旁。

《吴普》曰:析蓂,一名析目,一名荣冥,一名马骍。雷公、神农、扁鹊,辛;李氏,小温。四月采,干二十日。生道旁。得细辛良,畏干姜、苦参、荠实。神农,无毒。生野田。五月五日采,阴干。治腹胀。《御览》。

《名医》曰:一名大荠。生咸阳。四月、五月采,暴干。

【按】《说文》云:蓂,析蓂,大荠也。《广雅》云:析蓂,马辛也,《尔雅》云:析蓂,大荠。郭璞云:荠,叶细,俗呼之曰老荠。旧作蒫,非。

蓍实

味苦,平。主益气,充肌肤,明目,聪慧,先知。久服不饥,不老,轻身。生山谷。

《吴普》曰:蓍实,味苦、酸,平,无毒。主益气,充肌肤,明目,聪慧,先知。久服不饥,不老,轻身。生少室山谷。八月、九月采实,暴干。《御览》。

《名医》曰:生少室。八月、九月采实,日干。

【按】《说文》云:蓍,蒿属,生千岁,三百茎。《史记·龟策传》云:蓍,百茎共一根。

赤黑青白黄紫芝 ①

赤芝味苦，平。主胸中结，益心气，补中，增慧智，不忘。久食轻身，不老，延年，神仙。一名丹芝。黑芝味咸，平。主癃，利水道，益肾气，通九窍，聪察。久食轻身，不老，延年，神仙。一名元芝。青芝味酸，平。主明目，补肝气，安精魂，仁恕。久食轻身，不老，延年，神仙。一名龙芝。白芝味辛，平。主咳逆上气，益肺气，通利口鼻，强志意，勇悍，安魄。久食轻身，不老，延年，神仙。一名玉芝。黄芝味甘，平。主心腹五邪，益脾气，安神，忠信和乐。久食轻身，不老，延年，神仙。一名金芝。紫芝味甘，温。主耳聋，利关节，保神，益精气，坚筋骨，好颜色。久服轻身，不老，延年。一名木芝。生山谷。

旧作六种，今并。

《吴普》曰：紫芝，一名木芝。

《名医》曰：赤芝生霍山，黑芝生恒山，青芝生太山，白芝生华山，黄芝生嵩山，紫芝生高夏地上，色紫，形如桑《御览》。六芝皆无毒。六月、八月采。

【按】《说文》云：芝，神草也。《尔雅》云：茵芝。郭璞云：芝，一岁三华，瑞草。《礼·内则》云：芝栭。卢植注云：芝，木芝也。《楚辞》云：采三秀于山间。王逸云：三秀，谓芝草。《后汉书·华佗传》有漆叶青黏散，注引佗传曰：青黏者，一名地节，一名黄芝。主理五脏，益精气。本字书无黏字，相传音女廉反。《列仙传》云：吕尚服泽芝。《抱朴子·仙药》篇云：赤

---

① 赤黑青白黄紫芝：此标题原无，据本卷目录补。

者如珊瑚，白者如截肪，黑者如泽漆，青者如翠羽，黄者如紫金，而皆光明洞彻，如坚冰也。

卷柏

味辛，温。生山谷。主五脏邪气，女子阴中寒热痛，癥瘕，血闭，绝子。久服轻身，和颜色。一名万岁。生山谷石间。

《吴普》曰：卷柏，神农，辛；桐君、雷公，甘。《御览》引云：一名豹足，一名求股，一名万岁，一名神枝。时生山谷。

《名医》曰：一名豹足，一名求股，一名交时。生常山。五月、七月采，阴干。

【按】《范子计然》云：卷柏，出三辅。

蓝实

味苦，寒。主解诸毒，杀蛊蚑，注鬼，螫毒。久服头不白，轻身。生平泽。

《名医》曰：其茎叶可以染青。生河内。

【按】《说文》云：葴，马蓝也。蓝，染青草也。《尔雅》云：葴，马蓝。郭璞云：今大叶冬蓝也。《周礼》掌染草。郑注云：染草，蓝蒨，象头之属。《夏小正》：五月启灌蓝。《毛诗》云：终朝采蓝。《笺》云：蓝，染草也。

芎䓖

味辛，温。主中风入脑，头痛，寒痹，筋挛缓急，金创，妇人血闭无子。生川谷。

《吴普》曰：芎䓖《御览》引云：一名香果，神农、黄帝、岐伯、雷公，辛，无毒；扁鹊，酸，无毒；李氏，生温，熟寒。或生胡无桃山阴，或太山。《御览》作或斜谷西岭，或太山。叶香细，青黑，文赤如藁本，冬夏丛生，五月华赤，七月实黑，茎端两叶。三月采。根有节，似马衔状。

《名医》曰：一名胡䓖，一名香果。其叶名蘼芜。生武功斜谷西岭。三月、四月采根，暴干。

【按】《说文》云：营，营䓖，香草也。䓖，司马相如说或从弓。《春秋左传》云：有山鞠穷乎。杜预云：鞠穷所以御湿。《西山经》云：号山，其草多芎䓖。郭璞云：芎䓖，一名江蓠。《范子计然》云：芎䓖生始无，枯者善。有脱字。司马相如赋有芎䓖，司马贞引司马彪云：芎䓖，似藁本。郭璞云：今历阳呼为江离。

蘼芜

味辛，温。主咳逆，定惊气，辟邪恶，除蛊毒鬼注，去三虫。久服通神。一名薇芜。生川泽。

《吴普》曰：蘼芜，一名芎䓖。《御览》。

《名医》曰：一名茳蓠，芎䓖苗也。生雍州及冤句。四月、五月采叶，暴干。

【按】《说文》云：蘪，蘪芜也。蓠，茳蓠，蘪芜。《尔雅》云：蕲茝，蘪芜。郭璞云：香草，叶小如委状。《淮南子》云：似蛇床。《山海经》云：臭如蘪芜。司马相如赋有江离、蘪芜。司马贞引樊光云：藁本，一名蘪芜，根名蕲芷。

黄连

味苦，寒。主热气目痛，眥伤泣出，明目《御览》引云：主茎伤。《大观》本无，肠澼，腹痛下利，妇人阴中肿痛。久服令人不忘。一名王连。生川谷。

《吴普》曰：黄连，神农、岐伯、黄帝、雷公，苦，无毒；李氏，小寒。或生蜀郡、太山之阳。《御览》。

《名医》曰：生巫阳及蜀郡、太山。二月、八月采。

【按】《广雅》云：王连，黄连也。《范子计然》云：黄连，出蜀郡。黄肥坚者善。

络石

味苦，温。主风热，死肌，痈伤，口干舌焦，痈肿不消，喉舌肿，水浆不下。久服轻身，明目，润泽，好颜色，不老，延年。一名石鲮。生川谷。

《吴普》曰：落石，一名鳞石，一名明石，一名县石，一名云华，一名云珠，一名云英，一名云丹。神农，苦，小温；雷公，苦，无毒；扁鹊、桐君，甘，无毒；李氏，小寒，云药中君。采无时。《御览》。

《名医》曰：一名石蹉，一名略石，一名明石，一名领石，一名县石。生太山或石山之阴，或高山岩石上，或生人间。正月采。

【按】《西山经》云上申之山多硌石，疑即此。郭璞云：硌，磊硌，大石貌。非也。唐本注云：俗名耐冬，山南人谓之石血，以其包络石木而生，故名络石。《别录》谓之石龙藤。以石上生者良。

疾藜子

味苦，温。主恶血，破癥结积聚，喉痹，乳难。久服长肌肉，明目，轻身。一名旁通，一名屈人，一名止行，一名豺羽，一名升推。《御览》引云：一名君水香，《大观》本无文。生平泽，或道旁。

《名医》曰：一名即藜，一名茨。生冯翊。七月、八月采实，暴干。

【按】《说文》云：茨，蒺藜也。《诗》曰墙有茨，以茨为茅苇，覆屋宁①。《尔雅》云：茨，蒺藜。郭璞云：布地蔓生，细叶，子有三角，刺人。《毛诗》云：墙有茨。《传》云：茨，蒺藜也。

黄耆

味甘，微温。主痈疽久败创，排脓止痛，大风癞疾，五痔鼠瘘，补虚，小儿百病。一名戴糁。生山谷。

《名医》曰：一名戴椹，一名独椹，一名芰草，一名蜀脂，一名百本。生蜀郡白水、汉中。二月、十月采，阴干。

肉松容

味甘，微温。主五劳七伤，补中，除茎中寒热痛，养五脏，强阴，益精气，多子，妇人癥瘕。久服轻身。生山谷。

《吴普》曰：肉苁蓉，一名肉松蓉。神农、黄帝，咸；雷公，酸，小温《御览》作李氏小温。生河西《御览》作东山阴地，长三四

---

① 宇：原作"字"，据大成本改。

寸，丛生，或代郡《御览》下有雁门二字。二月至八月采。《御览》引云：阴干用之。

《名医》曰：生河西及代郡雁门。五月五日采，阴干。

【按】《吴普》云一名肉松蓉，当是古本，蓉即是容字俗写，苁蓉非正字也。陶弘景云：是野马精落地所生，生时似肉。旧作肉苁蓉，非。

防风

味甘，温，无毒。主大风头眩痛，恶风，风邪，目盲无所见，风行周身，骨节疼痹《御览》作痛，烦满。久服轻身。一名铜芸《御览》作芒。生川泽。

《吴普》曰：防风，一名回云，一名回草，一名百枝，一名蕳根，一名百韭，一名百种。神农、黄帝、岐伯、桐君、雷公、扁鹊，甘，无毒；李氏，小寒。或生邯郸、上蔡。正月生叶，细圆，青黑黄白；五月花黄；六月实黑。三月、十月采根，日干。琅邪者良。《御览》。

《名医》曰：一名茴草，一名百枝，一名屏风，一名蕳根，一名百蜚。生沙苑，及邯郸、琅邪、上蔡。二月、十月采根，暴干。

【按】《范子计然》云：防风，出三辅。白者善。

蒲黄

味甘，平。主心腹、膀胱寒热，利小便，止血，消瘀血。久服轻身，益气力，延年，神仙。生池泽。

《名医》曰：生河东。四月采。

【按】《玉篇》云：蕦，谓今蒲头，有台，台上有重台，中出黄，即蒲黄。陶弘景云：此即蒲厘花上黄粉也，《仙经》亦用此。考《尔雅》苻离其上蕦，苻离与蒲厘声相近，疑即此。

香蒲

味甘，平。主五脏心下邪气，口中烂臭，坚齿，明目，聪耳。久服轻身，耐老《御览》作能老。一名睢《御览》云睢蒲。生池泽。

《吴普》曰：睢，一名睢石，一名香蒲。神农、雷公，甘。生南海池泽中。《御览》。

《名医》曰：一名醮。生南海。

【按】《说文》云：菩，草也。《玉篇》云：菩，香草也。又音蒲。《本草图经》云：香蒲，蒲黄苗也。春初生嫩叶，未出水时，红白色，茸茸然。《周礼》以为菹。

续断

味苦，微温。主伤寒，补不足，金创痈伤，折跌，续筋骨，妇人乳难。《御览》作乳痈，云崩中、漏血。《大观》本作黑字。久服益气力。一名龙豆，一名属折。生山谷。

《名医》曰：一名接骨，一名南草，一名槐。生常山。七月、八月采，阴干。

【按】《广雅》云：裹，续断也。《范子计然》云：续断，出三辅。《桐君药录》云：续断，生蔓延，叶细，茎如荏大，根本黄白，有汁。七月、八月采根。

漏芦

味甘，咸寒。主皮肤热，恶创，疽痔，湿痹，下乳汁。久服轻身益气，耳目聪明，不老，延年。一名野兰。生山谷。

《名医》曰：生乔山。八月采根，阴干。

【按】《广雅》云：飞廉，漏芦也。陶弘景云：俗中取根，名鹿骊。

营实

味酸，温。主痈疽恶创，结肉跌筋，败创，热气，阴蚀不瘳，利关节。一名墙薇，一名墙麻，一名牛棘。生川谷。

《吴普》曰：蔷薇，一名牛勒，一名牛膝，一名蔷蘼，一名山枣。《御览》。

《名医》曰：一名牛勒，一名蔷蘼，一名山棘。生零陵及蜀郡。八月、九月采，阴干。

【按】陶弘景云：即是墙薇子。

天名精

味甘，寒。主瘀血，血瘕欲死，下血，止血，利小便。久服轻身，耐老。一名麦句姜，一名虾蟆蓝，一名豕首。生川泽。

《名医》曰：一名天门精，一名玉门精，一名彘颅，一名蟾蜍兰，一名觐。生平原。五月采。

【按】《说文》云：薽，豕首也。《尔雅》云：茢，薽，豕首。

郭璞云：今江东呼豨首，可以熓[1]蚕蛹。陶弘景云：此即今人呼为豨莶。唐本云：鹿活草是也。《别录》：一名天蔓菁，南人呼为地松。掌禹锡云：陈藏器别立地菘条，后人不当仍其谬。

决明子

味咸，平。主青盲，目淫，肤赤，白膜，眼赤痛，泪出。久服益精光《太平御览》引作理目珠精。理，即治字，**轻身。生川泽。**

《吴普》曰：决明子，一名草决明，一名羊明。《御览》。

《名医》曰：生龙门。石决明生豫章。十月采，阴干百日。

【按】《广雅》云：羊䒷䒷，英光也。又：决明，羊明也。《尔雅》云：薢茩，英光。郭璞云：英，明也。叶黄锐，赤华，实如山茱萸。陶弘景云：形似马蹄决明。

丹参

味苦，微寒。主心腹邪气，肠鸣幽幽如走水，寒热积聚，破癥除瘕，止烦满，益气。一名却蝉草。生川谷。

《吴普》曰：丹参，一名赤参，一名木羊乳，一名却蝉草。神农、桐君、黄帝、雷公、扁鹊，苦，无毒；李氏，小寒。岐伯，咸。生桐柏，或生太山山陵阴。茎华小方如荏，毛、根赤。四月华紫，五月采根，阴干。治心腹痛。《御览》。

《名医》曰：一名赤参，一名木羊乳。生桐柏山及太山。五月采根，暴干。

【按】《广雅》云：却蝉，丹参也。

---

① 熓：古同“炒”。

茜根

味苦，寒。主寒湿风痹，黄胆，补中。生川谷。

《名医》曰：可以染绛。一名地血，一名茹藘，一名茅蒐，一名蒨。生乔山。二月、三月采根，暴干。

【按】《说文》云：茜，茅蒐也。蒐，茅蒐，茹藘。人血所生，可以染绛，从草从鬼。《广雅》云：地血，茹藘，蒨也。《尔雅》云：茹藘，茅蒐。郭璞云：今蒨也，可以染绛。《毛诗》云：茹藘在阪。《传》云：茹藘，茅蒐也。陆玑云：一名地血，齐人谓之茜，徐州人谓之牛蔓。徐广注《史记》云：茜，一名红蓝，其花染缯，赤黄也。按：《名医》别出红蓝条，非。

飞廉

味苦，平。主骨节热，胫重酸疼。久服令人身轻。一名飞轻。以上四字，原本黑字。生川泽。

《名医》曰：一名伏兔，一名飞雉，一名木禾。生河内。正月采根，七月、八月采花，阴干。

【按】《广雅》云：伏猪，木禾也。飞廉，漏芦也。陶弘景云：今既别有漏芦，则非此别名耳。

五味子

味酸，温。主益气，咳逆上气，劳伤羸瘦，补不足，强阴，益男子精。《御览》引云：一名会及。《大观》本作黑字。生山谷。

《吴普》曰：五味子，一名元及。《御览》。

《名医》曰：一名会及，一名元及。生齐山及代郡。八月采实，阴干。

【按】《说文》云：菋，荎猪也。荎，荎猪草也。藸，荎藸也。《广雅》云：会及，五味也。《尔雅》云：菋，荎藸。郭璞云：五味也。蔓生，子丛在茎头。《抱朴子·仙药》篇云：五味者，五行之精，其子有五味。移门子服五味子十六年，色如玉女，入水不霑，入火不灼也。

旋华

味甘，温。主益气，去面奸《御览》作皯黑色，媚好。《御览》作令人色悦泽。其根味辛，主腹中寒热邪气，利小便。久服不饥，轻身。一名筋根华，一名金沸。《御览》引云：一名美草。《大观》本作黑字。生平泽。

《名医》曰：生豫州。五月采，阴干。

【按】陶弘景云：东人呼为山姜，南人呼为美草。《本草衍义》云：世又谓之鼓子花。

兰草

味辛，平。主利水道，杀蛊毒，辟不祥。久服益气，轻身，不老，通神明。一名水香。生池泽。

《名医》曰：生大吴。四月、五月采。

【按】《说文》云：兰，香草也。《广雅》云：蕳，兰也。《易》：其臭如兰。郑云：兰，香草也。《夏小正》：五月蓄兰。

《毛诗》云：方秉蕑兮。《传》云：蕑，兰也。陆玑云：蕑，即兰，香草也。其茎、叶似药草泽兰。《范子计然》云：大兰出汉中三辅，兰出河东弘农，白者善。元杨齐贤注李白诗引《本草》云：兰草、泽兰二物同名，兰草一名水香，云都梁是也。《水经》：零陵郡都梁县西小山上，有渟水，其中悉生兰草，绿叶紫茎。泽兰，如薄荷，微香，荆湘岭南人家多种之，与兰大抵相类。颜师古以兰草为泽兰，非也。

蛇床子

味苦，平。主妇人阴中肿痛，男子阴痿湿痒，除痹气，利关节，癫痫恶创。久服轻身。一名蛇米。生川谷及田野。

《吴普》曰：蛇床，一名蛇珠。《御览》。

《名医》曰：一名蛇粟，一名虺床，一名思盐，一名绳毒，一名枣棘，一名墙蘼。生临淄。五月采实，阴干。

【按】《广雅》云：蛇粟，马床，蛇床也。《尔雅》云：盱，虺床。《淮南子·氾论训》云：乱人者，若蛇床之与蘼芜。

地肤子

味苦，寒。主膀胱热，利小便，补中，益精气。久服耳目聪明，轻身，耐老。一名地葵。《御览》引云：一名地华，一名地脉。《大观》本无"一名地华"四字，"脉"作"麦"，皆黑字。生平泽及田野。

《名医》曰：一名地麦。生荆州。八月、十月采实，阴干。

【按】《广雅》云：地葵，地肤也。《列仙传》云：文宾服地肤。郑樵云：地肤，曰落帚，亦曰地扫。《尔雅》云，荓，马帚，即此也。今人亦用为帚。

景天

味苦，平。主大热，火创，身热烦，邪恶气。华，主女人漏下赤白，轻身，明目。一名戒火，一名慎火。《御览》引云：一名水母。《大观》本作黑字，"水"作"火"。生川谷。

《名医》曰：一名火母，一名救火，一名据火。生太山。四月四日、七月七日采，阴干。

【按】陶弘景云：今人皆盆养之于屋上，云以辟火。

因陈 《御览》作茵蔯

味苦，平。主风湿寒热邪气，热结，黄胆。久服轻身，益气，耐老。《御览》作能老。生邱陵阪岸上。

《吴普》曰：因尘，神农、岐伯、雷公，苦，无毒；黄帝，辛，无毒。生田中。叶如蓝，十一月采。《御览》。

《名医》曰：白兔食之，仙。生太山。五月及立秋采，阴干。

【按】《广雅》云：因尘，马先也。陶弘景云：《仙经》云：白蒿，白兔食之仙。而今因陈乃云此，恐非耳。陈藏器云：茵蔯，经冬不死，因旧苗而生，故名茵蔯，后加蒿字也。据此，知旧作茵蔯蒿，非。又按：《广雅》云：马先，疑即马新蒿，亦白蒿之类。

杜若

味辛，微温。主胸胁下逆气，温中，风入脑户，头肿痛，多涕泪出。久服益精《艺文类聚》引作益气，**明目，轻身。一名杜衡。**《艺文类聚》引作蘅，非。**生川泽。**

《名医》曰：一名杜连，一名白连，一名白苓，一名若芝。生武陵及冤句。二月、八月采根，暴干。

【按】《说文》云：若，杜若，香草。《广雅》云：楚蘅，杜蘅也。《西山经》云：天帝之上有草焉，其状如葵，其臭如蘼芜，名曰杜衡。《尔雅》云：杜，土卤。郭璞云：杜蘅也，似葵而香。《楚辞》云：采芳州兮杜若。《范子计然》云：杜若，生南郡汉中。又云：秦蘅，出于陇西天水。沈括《补笔谈》云：杜若即今之高良姜，后人不识，又别出高良姜条。按：《经》云一名杜衡，是。《名医》别出杜蘅条，非也。衡，正字，俗加草。

沙参

味苦，微寒。主血积惊气，除寒热，补中，益肺气。久服利人。一名知母。生川谷。

《吴普》曰：白沙参，一名苦心，一名识美，一名虎须，一名白参，一名志取，一名文虎。神农、黄帝、扁鹊，无毒；岐伯，咸；李氏，小寒。生河内川谷，或般阳渎山。三月生，如葵，叶青，实白如芥，根大白如芜菁。三月采。《御览》。

《名医》曰：一名苦心，一名志取，一名虎须，一名白参，一名识美，一名文希。生河内及冤句、般阳续山。二月、八月采根，暴干。

【按】《广雅》云：苦心，沙参也。其蒿，青蓑也。《范子计然》云：白沙参，出洛阳。白者善。

白兔藿

味苦，平。主蛇虺，蜂虿，猘狗，菜肉、蛊毒、注①。一名白葛。生山谷。

《吴普》曰：白兔藿，一名白葛谷。《御览》。

《名医》曰：生交州。

【按】陶弘景云：都不闻有识之者，想当似葛耳。唐本注云：此草荆襄山谷大有，俗谓之白葛。

徐长卿

味辛，温。主鬼物，百精，蛊毒，疫疾，邪恶气，温疟。久服强悍，轻身。一名鬼督邮。生山谷。

《吴普》曰：徐长卿，一名石下长卿。神农、雷公，辛。或生陇西。三月采。《御览》。

《名医》曰：生太山及陇西。三月采。

【按】《广雅》云：徐长卿，鬼督邮也。陶弘景云：鬼督邮之名甚多，今俗用徐长卿者，其根正如细辛，小短扁扁尔，气亦相似。

石龙刍

味苦，微寒。主心腹邪气，小便不利，淋闭，风湿，鬼注，

---

① 注：据张存惠本《重修政和经史证类备用本草》，此前脱一"鬼"字。尚志钧辑本、马继兴辑本亦有"鬼"字。

恶毒。久服补虚羸，轻身，耳目聪明，延年。一名龙须，一名草续断，一名龙珠。生山谷。

《吴普》曰：龙刍，一名龙多，一名龙须，一名续断，一名龙本，一名草毒，一名龙华，一名悬莞。神农、李氏，小寒；雷公、黄帝，苦，无毒；扁鹊，辛，无毒。生梁州。七月七日采。《御览》此条误附续断。

《名医》曰：一名龙华，一名悬莞，一名草毒。生梁州湿地。五月、七月采茎，暴干。

【按】《广雅》云：龙木，龙须也。《中山经》云：贾超之山，其中多龙修。郭璞云：龙须也，似莞而细。生山石穴中。茎列垂，可以为席。《别录》云：一名方宾。郑樵云：《尔雅》所谓藐鼠莞也。旧作蓘，非。

薇衔

味苦，平。主风湿痹，历节痛，惊痫，吐舌，悸气，贼风，鼠瘘，痈肿。一名糜衔。生川泽。

《吴普》曰：薇蘅，一名糜蘅，一名无颠，一名承膏，一名丑，一名无心。《御览》。

《名医》曰：一名承膏，一名承肌，一名无心，一名无颠。生汉中及冤句、邯郸。七月采茎、叶，阴干。

云实

味辛，温。主泄利旧作痢，《御览》作泄利，肠澼，杀虫蛊毒，去邪恶结气，止痛，除热。华主见鬼精物。多食令人狂走。久服轻身，通神明。生川谷。

《吴普》曰：云实，一名员实，一名天豆。神农，辛，小温；黄帝，咸；雷公，苦。叶如麻，两两相值，高四五尺，大茎空中，六月花，八月、九月实。十月采。《御览》。

《名医》曰：一名员实，一名云英，一名天豆。生河间。十月采，暴干。

【按】《广雅》云：天豆，云实也。

王不留行

味苦，平。主金创，止血逐痛，出刺，除风痹内寒。久服轻身，耐老《御览》作能老，增寿。生山谷。

《吴普》曰：王不留行，一名王不流行。神农，苦，平；岐伯、雷公，甘。三月、八月采。《御览》。

【按】郑樵云：王不留行，曰禁宫花，曰剪金花，叶似槐，实作房。

升麻

味甘，辛。《大观》本作甘，平。主解百毒，杀百老物殃鬼，辟温疾，障邪毒蛊。久服不夭。《大观》本作：主解百毒，杀百精老物殃鬼，辟瘟疫瘴气，邪气蛊毒。此用《御览》文。一名周升麻。《大观》本作周麻。生山谷。旧作黑字。据《吴普》有云神农甘，则《本经》当有此，今增入。

《吴普》曰：升麻，神农，甘。《御览》。

《名医》曰：生益州。二月、八月采根，日干。

【按】《广雅》云：周麻，升麻也。此据《御览》。

青蘘

味甘，寒。主五脏邪气，风寒湿痹，益气，补脑髓，坚筋骨。久服耳目聪明，不饥，不老，增寿。巨胜苗也。生川谷。旧在米谷部，非。

《吴普》曰：青蘘，一名梦神。神农，苦；雷公，甘。《御览》。

《名医》曰：生中原。

【按】《抱朴子·仙药》篇云：《孝经·援神契》曰：巨胜延年。又云：巨胜，一名胡麻，饵服之，不老，耐风湿，补衰老也。

姑活

味甘，温。主大风邪气，湿痹寒痛。久服轻身，益寿，耐老。一名冬葵子。旧在唐本退中，无毒。今增。

《名医》曰：生河东。

【按】《水经注》解县引《神农本草》云：地有固活、女疏、铜芸、紫苑之族也。陶弘景云：方药亦无用此者，乃有固活丸，即是野葛一名。此又名冬葵子，非葵菜之冬葵子，疗体乖异。

别羁

味苦，微温。主风寒湿痹，身重，四肢疼酸，寒邪历节痛。生川谷。旧在唐本退中，无毒，今增。

《名医》曰：一名别枝，一名别骑，一名鳖羁。生蓝田。二月、八月采。

【按】陶弘景云：方家时有用处，今俗亦绝耳。

屈草

味苦。主胸胁下痛，邪气，腹间寒热阴痹。久服轻身，益气，耐老。《御览》作补益，能老。**生川泽。**旧在唐本退中，无毒。今增。

《名医》曰：生汉中。五月采。

【按】陶弘景云：方药不复用，俗无识者。

淮木

味苦，平。主久咳上气，伤中虚羸，女子阴蚀，漏下赤白沃。**一名百岁城中木。生山谷。**旧在唐本退中，无毒。今增。

《吴普》曰：淮木，神农、雷公，无毒。生晋平阳、河东平泽。治久咳上气，伤中羸虚，补中益气。《御览》。

《名医》曰：一名炭木。生太山。采无时。

【按】李当之云：是樟树上寄生树，大衔枝在肌肉，今人皆以胡桃皮当之，非也。桐君云：生上洛，是木皮，状如厚朴，色似桂白，其理一纵一横。今市人皆削以充厚朴，而无正纵横理，不知此复是何物，莫测真假，何者为是也。

上草上品七十三种，旧七十二种。考六芝当为一，升麻当白字，米谷部误入青蘘，唐本退六种，姑活、屈草、淮木皆当入此。

牡桂

味辛，温。主上气咳逆，结气喉痹，吐吸，利关节，补中益气。久服通神，轻身，不老。生山谷。

《名医》曰：生南海。

【按】《说文》云：桂，江南木，百药之长，梫桂也。《南山经》云：招摇之山多桂。郭璞云：桂，叶似枇杷，长二尺余，广数寸，味辛，白花，丛生山峰，冬夏常青，间无杂木。《尔雅》云：梫，木桂。郭璞云：今人呼桂皮厚者为木桂，及单名桂者，是也。一名肉桂，一名桂枝，一名桂心。

菌桂

味辛，温。主百病，养精神，和颜色，为诸药先聘通使。久服轻身，不老，面生光华，媚好，常如童子。生山谷。

《名医》曰：生交阯、桂林岩崖间。无骨，正圆如竹。立秋采。

【按】《楚辞》云：杂申椒与菌桂兮。王逸云：茶、桂，皆香木。《列仙传》云：范蠡好服桂。

松脂

味苦，温。主疽，恶创，头疡，白秃，疥瘙风气，安五脏，除热。久服轻身，不老，延年。一名松膏，一名松肪。生山谷。

《名医》曰：生太山。六月采。

【按】《说文》云：松木也，或作樬。《范子计然》云：松脂出陇西。如胶者善。

槐实

味苦，寒。主五内邪气热，止涎唾，补绝伤，五痔，火创，妇人乳瘕，子脏急痛。生平泽。

《名医》曰：生河南。

【按】《说文》云：槐，木也。《尔雅》云：櫰，槐大叶而黑。郭璞云：槐树叶大色黑者，名为櫰。又：守宫槐，叶昼聂宵炕①。郭璞云：槐叶昼日聂合而夜炕布者，名为守宫槐。

枸杞

味苦，寒。主五内邪气，热中消渴，周痹。久服坚筋骨，轻身，不老。《御览》作耐老。一名杞根，一名地骨，一名枸忌，一名地辅。生平泽。

《吴普》曰：枸杞，一名枸己，一名羊乳。《御览》。

《名医》曰：一名羊乳，一名却暑，一名仙人杖，一名西王母杖。生常山及诸邱陵阪岸。冬采根，春夏采叶，秋采茎、实，阴干。

【按】《说文》云：檵，枸杞也。杞，枸杞也。《广雅》云：地筋，枸杞也。《尔雅》云：杞，枸檵。郭璞云：今枸杞也。《毛诗》云：集于苞杞。《传》云：杞，枸檵也。陆玑云：苦杞秋熟正赤，服之轻身益气。《列仙传》云：陆通食橐卢木实。《抱朴子·仙药》篇云：象柴，一名托卢是也，或名仙人杖，或云西

---

① 炕（hāng）夯：张开。

王母杖，或名天门精，或名却老，或名地骨，或名枸杞也。

柏实

味甘，平。主惊悸，安五脏，益气，除湿痹。久服令人悦泽美色，耳目聪明，不饥，不老，轻身，延年。生山谷。

《名医》曰：生太山。柏叶尤良。由四时各^①依方面采，阴干。

【按】《说文》云：柏，鞠也。《广雅》云：栝，柏也。《尔雅》云：柏椈。郭璞云：《礼记》曰：鬯曰以椈。《范子计然》云：柏脂出三辅。上，升价七千；中，三千一斗。

伏苓

味甘，平。主胸胁逆气《御览》作疝气，忧恚，惊邪，恐悸，心下结痛，寒热烦满咳逆，口焦舌干，利小便。久服安魂，养神，不饥，延年。一名茯菟。《御览》作茯神。按元本云：其有抱根者，名茯神。作黑字。生山谷。

《吴普》曰：茯苓通神。桐君，甘；雷公、扁鹊，甘，无毒。或生茂州大松根下，入地三丈一尺。二月七日采。《御览》。

《名医》曰：其有抱根者，名茯神。生太山大松下。二月、八月采，阴干。

【按】《广雅》云：茯神，茯苓也。《范子计然》云：茯苓，出嵩高、三辅。《列仙传》云：昌容采茯苓，饵而食之。《史记》褚先生云：《传》曰：下有伏灵，上有兔丝。所谓伏灵者，在兔丝之下，状似飞鸟之形。伏灵者，千岁松根也，食之不死。《淮

---

① 各：原作"合"，据大成本改。

南子·说林训》云：茯苓掘，兔丝死。旧作茯，非。

榆皮

味甘，平。主大小便不通，利水道，除邪气。久服轻身，不饥。其实尤良。一名零榆。生山谷。

《名医》曰：生颖川。三月采皮，取白，暴干；八月采实。

【按】《说文》云：榆，白枌；枌，榆也。《广雅》云：柘榆，梗榆也。《尔雅》云：榆，白枌。郭璞云：枌榆，先生叶，却著荚，皮色白。又：藲荎。郭璞云：今云刺榆。《毛诗》云：东门之枌。《传》云：枌，白榆也。又：山有蕰。《传》云：蕰，荎也。陆玑云：其针刺如柘，其叶如榆，瀹为茹，美滑如白榆之类，有十种，叶皆相似，皮及木理异矣。

酸枣

味酸，平。主心腹寒热，邪结气聚，四肢酸疼，湿痹。久服安五脏，轻身，延年。生川泽。

《名医》曰：生河东。八月采实，阴干，四十日成。

【按】《说文》云：樲，酸枣也。《尔雅》云：樲，酸枣。郭璞云：实小味酢。《孟子》云：养其樲棘。赵岐云：樲棘，小棘，所谓酸枣是也。

檗木

味苦，寒。主五脏、肠胃中结热，黄胆，肠痔，止泄利，女子漏下赤白，阴阳蚀创。一名檀桓。生山谷。

《名医》曰：生汉中及永昌。

【按】《说文》云：檗，黄木也；蘗，木也。司马相如赋有檗，张揖云：檗木，可染者。颜师古云：檗，黄蘖也[①]。

干漆

味辛，温，无毒。主绝伤，补中，续筋骨，填髓脑，安五脏，五缓六急，风寒湿痹。生漆，去长虫。久服轻身，耐老。生川谷。

《名医》曰：生汉中。夏至后采之。

【按】《说文》云：桼，木汁，可以髤物。象形，桼如水滴而下。以漆为漆水字。《周礼·载师》云：漆林之征。郑玄云：故书漆林为桼林。杜子春云：当为漆林。

五加皮

味辛，温。主心腹疝气，腹痛，益气，疗躄，小儿不能行，疽创阴蚀。一名豺漆。

《名医》曰：一名豺节。生汉中及冤句。五月、十月采茎，十月采根，阴干。

【按】《大观本草》引东华真人《煮石经》云：舜常登苍梧山，曰：厥金玉之香草，朕用偃息正道。此乃五加皮。鲁定公母单服五加酒，以致不死。

---

① 檗，黄蘖也：大成本作"蘗，黄蘖也。"蘗，同"蘖"。

蔓荆实

味苦，微寒。主筋骨间寒热痹，拘挛，明目坚齿，利九窍，去白虫。久服轻身，耐老。小荆实亦等。生山谷。

《名医》曰：生河间、南阳、冤句，或平寿都乡高岸上，及田野中。八月、九月采实，阴干。

【按】《广雅》云：牡荆，蔓荆也。《广志》云：楚，荆也。牡荆，蔓荆也。据牡、曼，声相近，故《本经》于蔓荆，不载所出州土，以其见牡荆也。今或别为二条，非。

辛夷

味辛，温。主五脏身体寒，风头脑痛，面皯。久服下气，轻身，明目，增年，耐老。一名辛矧《御览》作引，一名侯桃，一名房木。生川谷。

《名医》曰：九月采实，暴干。

【按】《汉书·杨雄赋》云：列新雉于林薄。师古云：新雉，即辛夷耳，为树甚大，其木枝叶皆芳，一名新矧。《史记·司马相如传》：杂以流夷。注《汉书音义》曰：流夷，新夷也。陶弘景云：小时气辛香，即《离骚》所呼新夷者。陈藏器云：初发如笔，北人呼为木笔，其花最早，南人呼为迎春。按：唐人名为玉蕊，又曰玉兰。

桑上寄生

味苦，平。主腰痛，小儿背强，痈肿，安胎，充肌肤，坚发齿，长须眉。其实，明目，轻身，通神。一名寄屑，一名寓木，一名宛童。生川谷。

《名医》曰：一名茑。生弘农桑树上。三月三日采茎，阴干。

【按】《说文》云：茑，寄生也。《诗》曰：茑与女萝。或作樢。《广雅》云：宛童，寄生樢也。又：寄屏，寄生也。《中山经》云：龙山上多寓木。郭璞云：寄生也。《尔雅》云：寓木，宛童。郭璞云：寄生树，一名茑。《毛诗》云：茑与女萝。《传》云：茑，寄生也。陆玑云：茑，一名寄生。叶似当卢①，子如覆盆子，赤黑甜美。

杜仲

味辛，平。主腰脊痛，补中，益精气，坚筋骨，强志，除阴下痒湿，小便余沥。久服轻身，耐老。一名思仙。生山谷。

《吴普》曰：杜仲，一名木绵，一名思仲。《御览》。

《名医》曰：一名思仲，一名木绵。生上虞及上党、汉中。二月、五月、六月、九月采皮。

【按】《广雅》云：杜仲，曼榆也。《博物志》云：杜仲，皮中有丝，折之则见。

---

① 当卢：一种放置在马的额头中央偏上部的饰品，呈叶状。

女贞实

味苦，平。主补中，安五脏，养精神，除百疾。久服肥健，轻身，不老。生山谷。

《名医》曰：生武陵。立冬采。

【按】《说文》云：桢，刚木也。《东山经》云：太山上多桢木。郭璞云：女桢也，叶冬不凋。《毛诗》云：南山有杞。陆玑云：木杞，其树如樗^{陈藏器作栗}，一名狗骨，理白滑，其子为木虱子，可合药。司马相如赋有女贞，师古曰：女贞树，冬夏常青，未尝凋落，若有节操，故以名焉。陈藏器云：冬青也。

木兰

味苦，寒。主身大热在皮肤中，去面热赤皰、酒皶，恶风癫疾，阴下痒湿。明耳目。一名林兰。

《名医》曰：一名杜兰，皮似桂而香。生零陵及太山。十二月采皮，阴干。

【按】《广雅》云：木栏，桂栏也。刘逵注《蜀都赋》云：木兰，大树也，叶似长生，冬夏荣，常以冬华。其实如小柿，甘美。南人以为梅，其皮可食。颜师古注《汉书》云：皮似椒而香，可作面膏药。

蕤核

味甘，温，主心腹邪气，明目，目赤痛伤泪出。久服轻身，益气，不饥。生川谷。

《吴普》曰：蕤核，一名棤。神农、雷公，甘，平，无毒。生池泽。八月采。补中，强志，明目，久服不饥。《御览》。

《名医》曰：生函谷及巴西。

【按】《说文》云：棭，白棭，棫。《尔雅》云：棫，白棭。郭璞云：棭，小木，丛生有刺，实如耳珰，紫赤可啖。《一切经音义》云：《本草》作蕤，今棭核是也。

橘柚

味辛，温。主胸中瘕热逆气，利水谷。久服去臭，下气，通神。一名橘皮。生川谷。旧在果部，非。

《名医》曰：生南山、江南。十月采。

【按】《说文》云：橘果，出江南，柚条也，似橙而酢。《尔雅》云：柚条。郭璞云：似橙实酢，生江南。禹贡云：厥包，橘柚。伪孔云：大曰橘，小曰柚。《列子·汤问》篇云：吴楚之国有木焉，其名为櫾[1]，碧树而冬生，实丹而味酸，食其皮汁，已愤厥之疾。司马相如赋有橘柚，张揖曰：柚，即橙也，似橘而大，味酢皮厚。

上木上品二十种，旧一十九种。考果部，橘柚当入此。

发髲

味苦，温。主五癃，关格不通，利小便水道，疗小儿痫，

---

[1] 櫾：果木名。即柚。古代指大果柚和部分橙类。

大人痓，仍自还神化。

【按】《说文》云：发根也。髪，鬈也。鬈，髪也。或作髧。
《毛诗》云：不屑，髢也。《笺》云：髢，髪也。《仪礼》云：主妇
被锡。注云：被锡，读为髢鬈。古者或剔贱者、刑者之发，以
被妇人之紒为饰，因名髢鬈焉。李当之云：是童男发。据汉人说，
发髢当是剃刑人发，或童男发。《本经》不忍取人发用之，故用
剃余也。方家至用天灵盖，害及枯骨，卒不能治病。古人所无矣。

上人一种，旧同。

龙骨

味甘，平。主心腹鬼注，精物老魅，咳逆，泄利脓血，女
子漏下，癥瘕坚结，小儿热气惊痫。齿，主小儿大人惊痫，癫
疾狂走，心下结气，不能喘息，诸痓，杀精物。久服轻身，通
神明，延年。生山谷。

《吴普》曰：龙骨，生晋地山谷阴，大水所过处。是龙死骨
也，青白者善。十二月采，或无时。龙骨，畏干漆、蜀椒、理石。
龙齿，神农、李氏，大寒，治惊痫，久服轻身。《御览》《大观》本
节文。

《名医》曰：生晋地及太山，岩水岸土穴中死龙处。采无时。

【按】《范子计然》云：龙骨，生河东。

麝香

味辛，温。主辟恶气，杀鬼精物，温疟，蛊毒，痫痓，去

三虫。久服除邪，不梦寤厌寐。生川谷。

《名医》曰：生中台及益州、雍州山中。春分取之。生者益良。

【按】《说文》云：麝，如小麋，脐有香，黑色獐也。《御览》引多三字。《尔雅》云：麝父麇足。郭璞云：脚似麇，有香。

牛黄

味苦，平。主惊痫寒热，热盛狂痉，除邪逐鬼。生平泽。

《吴普》曰：牛黄，味苦，无毒。牛出入呻《御览》作鸣吼者有之。夜有光《御览》作夜视有光。走《御览》有牛字角中，牛死，入胆中，如鸡子黄。《后汉书·延笃传》注。

《名医》曰：生晋地。于牛得之，即阴干百日，使时燥，无令见日月光。

熊脂

味甘，微寒。主风痹不仁，筋急，五脏腹中积聚，寒热羸瘦，头疡白秃，面皯。久服强志，不饥，轻身。生山谷。

《名医》曰：生雍州。十一月取。

【按】《说文》云：熊，兽似豕，山居，冬蛰。

白胶

味甘，平。主伤中劳绝，腰痛，羸瘦，补中益气，女人血闭无子，止痛安胎。久服轻身，延年。一名鹿角胶。

《名医》曰：生云中。煮鹿角作之。

【按】《说文》云：胶，昵也，作之以皮。《考工记》云：鹿胶青白，牛胶火赤。郑云：皆谓煮，用其皮，或用角。

阿胶

味甘，平。主心腹内崩，劳极，洒洒如疟状，腰腹痛，四肢酸疼，女子下血，安胎。久服轻身，益气。一名傅致胶。

《名医》曰：生平东郡。煮牛皮作之。出东阿。

【按】二胶，《本经》不著所出，疑《本经》但作胶，《名医》增白字、阿字，分为二条。

上兽上品六种。旧同。

丹雄鸡

味甘，微温。主女人崩中漏下，赤白沃，补虚温中，止血，通神，杀毒，辟不祥。头，主杀鬼，东门上者尤良；肪，主耳聋；肠，主遗溺；肶①胵里黄皮，主泄利；尿白，主消渴，伤寒寒热；黑雌鸡，主风寒湿痹，五缓六急，安胎；翮羽，主下血闭；鸡子，主除热，火疮痫痉，可作虎魄神物；鸡白蠹，肥脂。生平泽。

《吴普》曰：丹鸡卵，可作琥珀。《御览》。

《名医》曰：生朝鲜。

【按】《说文》云：鸡，知时畜也。籀文作鸡。肪，肥也。肠，

---

① 肶：同"膍"。

大小肠也。膍，鸟胵；胵，鸟胃也。菡，粪也。翮，羽茎也。羽，鸟长毛也。此作肌，省文。尿即屎字古文。徙，亦菡假音字也。

雁肪

味甘，平。主风挛拘急，偏枯，气不通利。久服益气，不饥，轻身，耐老。一名鹜肪。生池泽。

《吴普》曰：雁肪，神农、岐伯、雷公，甘，无毒。《御览》有鹜肪二字，当作一名鹜肪。杀诸石药毒。《御览》引云：采无时。

《名医》曰：生江南。取无时。

【按】《说文》云：雁，鹅也。鹜，舒凫也。《广雅》云：鸣鹅，仓鸣，雁也。凫，鹜鸭也。《尔雅》云：舒雁，鹅。郭璞云：《礼记》曰：出如舒雁，今江东呼鸣。又：舒凫，鹜。郭璞云：鸭也。《方言》云：雁，自关而东谓之鸣鹅，南楚之外谓之鹅，或谓之仓鸣。据《说文》云，别有雁，以为鸿雁字，无鸭字。鸭，即雁之急音。此雁肪，即鹅、鸭脂也，当作雁字。《名医》不晓，别出肪条，又出白鸭、鹅条，反疑此为鸿雁，何其谬也。陶、苏皆乱之。

上禽上品二种，旧同。

石蜜

味甘，平。主心腹邪气，诸惊痫痉，安五脏，诸不足，益气补中，止痛解毒，除众病，和百药。久服强志，轻身，不饥，不老。一名石饴。生山谷。

《吴普》曰：石蜜，神农、雷公，甘，气平。生①河源或河梁。《御览》又一引云：生武都山谷。

《名医》曰：生武都河源及诸山石中。色白如膏者良。

【按】《说文》云：䗖䗖，甘饴也。一曰螟子，或作蜜。《中山经》云：平逢之山多沙石，实惟蜂蜜之庐。郭璞云：蜜，赤蜂名。《西京杂记》云：南越王献高帝石蜜五斛。《玉篇》云：䗖䗖，甘饴也。苏恭云：当去石字。

蜂子

味甘，平。主风头，除蛊毒，补虚羸伤中。久服令人光泽，好颜色，不老。大黄蜂子，主心腹张满痛，轻身益气。土蜂子，主痈肿。一名蜚零。生山谷。

《名医》曰：生武都。

【按】《说文》云：蜂，飞虫螫人者。古文省作蠭。《广雅》云：蠓螉，蜂也。又：土蜂，蟼螉也。《尔雅》云：土蜂。郭璞云：今江南大蜂。在地中作房者，为土蜂，唊其子，即马蜂，今荆巴间呼为蟺。又：木蜂。郭璞云：似土蜂而小，在树上作房，江东亦呼为木蜂，又食其子。《礼记·檀弓》云：范，则冠。郑云：范，蜂也。《方言》云：蜂，燕赵之间，谓之蠓螉，其小者，谓之蠮螉，或谓之蚴蜕，其大而蜜谓之壶蜂。郭璞云：今黑蜂，穿竹木作孔，亦有蜜者，或呼笛师。按：蜂，名为范者，声相近，若司马相如赋以氾为枫，《左传》渢渢即汎汎也。

---

① 生：原作"主"，据大成本改。

蜜腊

味甘，微温。主下利脓血，补中，续绝伤金创。益气，不饥，耐老。生山谷。

《名医》曰：生武都蜜房木石间。

【按】《西京杂记》云：南越王献高帝蜜烛二百枚。《玉篇》云：蜡，蜜滓。陶弘景云：白蜡生于蜜中，故谓蜜蜡。《说文》无蜡字。张有云：腊，别蜡，非。旧作蜡，今据改。

牡蛎

味咸，平。主伤寒寒热，温疟洒洒，惊恚怒气，除拘缓鼠瘘，女子带下赤白。久服强骨节，杀邪气，延年。一名蛎蛤。生池泽。

《名医》曰：一名牡蛤。生东海。采无时。

【按】《说文》云：蛎，蚌属，似螊微大，出海中，今民食之。读若赖。又云：蜃属有三，皆生于海。蛤厉，千岁雀所化，秦谓之牡厉。

龟甲

味咸，平。主漏下赤白，破癥瘕，疟痰，五痔，阴蚀，湿痹，四肢重弱，小儿囟不合。久服轻身，不饥。一名神屋。生池泽。

《名医》曰：生南海及湖水中。采无时。

【按】《广雅》云：介，龟也。高诱注《淮南》云：龟壳，龟甲也。

桑螵蛸

味咸，平。主伤中，疝瘕，阴痿，益精生子，女子血闭腰痛，通五淋，利小便水道。一名蚀肮。生桑枝上。采，蒸之。

《吴普》曰：桑蛸条，一名今本脱此二字蚀肮，一名害焦，一名致。神农，咸，无毒。《御览》。

《名医》曰：螳螂子也。二月、三月采，火炙。

【按】《说文》云：蟲，蟲蛸也，或作螵蛸。蟲蛸，螳螂子。《广雅》云：螟蟭，乌洟，冒焦，螵蛸也。《尔雅》云：不过螳蠰，其子螵蛸。郭璞云：一名螟蟭，螳蠰也。《范子计然》云：螵蛸，出三辅，上价三百。旧作螵，声相近，字之误也。《玉篇》云：蜱，同螵。

海蛤

味苦，平。主咳逆上气，喘息烦满，胸痛寒热。一名魁蛤。

《吴普》曰：海蛤，神农，苦；岐伯，甘；扁鹊，咸。大节头有文，文如磨齿。采无时。

《名医》曰：生南海。

【按】《说文》云：蛤，蜃属。海蛤者，百岁燕所化。魁蛤，一名复累，老服翼所化。《尔雅》云：魁陆。郭璞云：《本草》云：魁，状如海蛤，圆而厚朴，有理纵横，即今之蚶也。《周礼》鳖人供蠯。郑司农云：蠯，蛤也。杜子春云：蠯，蜯也。《周书·王会》云：东越海蛤。孔晁云：蛤，文蛤。按：《名医》别出海蛤条，云一名魁陆，一名活东，非。

文蛤

主恶疮，蚀《御览》作除阴蚀，**五痔**。《御览》下有大孔出血。《大观》本作黑字。

《名医》曰：生东海。表有文。采无时。

蠡鱼《初学记》引作鳢鱼

味甘，寒。主湿痹，面目浮肿，下大水。一名鮦鱼。生池泽。

《名医》曰：生九江。采无时。

【按】《说文》云：鳢，鮦也。鮦，鳢也。读若绮襱。《广雅》云：鲴，鳎鮦也。《尔雅》云：鳢。郭璞云：鮦也。《毛诗》云：鲂鳢。《传》云：鳢，鮦也。据《说文》云鳢鳠也，与鳢不同。而毛苌、郭璞以鮦释鳢，与许不合。然《初学记》引此亦作鳢，盖二字音同，以致讹舛，不可得详。《广雅》又作鲻，亦音之讹。又《广志》云豚鱼一名鮦《御览》，更异解也。又陆玑云：鳢，即鲍鱼也。似鳢，狭厚。今京东人犹呼鳢鱼。又《本草衍义》曰：蠡鱼，今人谓之黑鲤鱼，道家以为头有星为厌。据此诸说，若作鳢字，《说文》所云鮦，《广志》以为江豚，《本草衍义》以为黑鲤鱼；若作鲤字，《说文》又以为鳠，《广雅》以为鳗鲴，陆玑以为鲍鱼。说各不同，难以详究。

鲤鱼胆

味苦，寒。主目热赤痛青盲，明目。久服强悍，益志气。生池泽。

《名医》曰：生九江。采无时。

【按】《说文》云：鲤，鳣也；鳣，鲤也。《尔雅》云：鲤鳣。舍人云：鲤，一名鳣。郭璞注鲤云今赤鲤鱼，注鳣云大鱼似鱮。《毛诗》云：鳣鲔发发。《传》云：鳣，鲤也。据此，知郭璞别为二，非矣。《古今注》云：兖州人呼赤鲤为赤骥，谓青鲤为青马，黑鲤为元驹，白鲤为白骐，黄鲤为黄雉。

上虫鱼上品一十种，旧同。

藕实茎

味甘，平。主补中养神，益气力，除百疾。久服轻身，耐老，不饥，延年。一名水芝丹。生池泽。

《名医》曰：一名莲。生汝南。八月采。

【按】《说文》云：藕，夫渠根；莲，夫渠之实也；茄，夫渠茎。《尔雅》云：荷，芙渠。郭璞云：别名芙蓉，江东呼荷。又：其茎茄，其实莲。郭璞云：莲，谓房也。又：其根藕。

大枣

味甘，平。主心腹邪气，安中养脾，助十二经，平胃气，通九窍，补少气，少津液，身中不足，大惊，四肢重，和百药。久服轻身，长年。叶覆麻黄，能令出汗。生平泽。

《吴普》曰：枣主调中，益脾气，令人好颜色，美志气。《大观本草》引《吴氏本草》。

《名医》曰：一名干枣，一名美枣，一名良枣。八月采，生河东，暴干。

【按】《说文》云：枣，羊枣也。《尔雅》云：遵羊枣。郭璞云：实小而圆，紫黑色，今俗呼之为羊矢枣。又：洗大枣。郭璞云：今河东猗氏县出大枣，子如鸡卵。

蒲萄

味甘，平。主筋骨湿痹，益气，倍力，强志，令人肥健，耐饥，忍风寒。久食轻身，不老，延年。可作酒。生山谷。

《名医》曰：生陇西、五原、敦煌。

【按】《史纪·大宛列传》云：大宛左右，以蒲萄为酒，汉使取其实来，于是天子始种苜蓿、蒲萄肥饶地。或疑此《本经》不合有蒲萄，《名医》所增，当为黑字。然《周礼·场人》云：树之果，珍异之物。郑玄云：珍异，葡萄、枇杷之属。则古中国本有此，大宛种类殊常，故汉特取来植之。旧作葡，据《史记》作蒲。

蓬蘽

味酸，平。主安五脏，益精气，长阴令坚，强志倍力，有子。久服轻身，不老。一名覆盆。生平泽。

《吴普》曰：缺盆，一名决盆《御览》。《甄氏本草》曰：覆盆子，一名马瘘，一名陆荆。同上。

《名医》曰：一名陆藟，一名阴药。生荆山及冤句。

【按】《说文》云：藟，木也；茥，缺盆也。《广雅》云：蕻盆，陆英，莓也。《尔雅》云：茥，蕻盆。郭璞云：覆盆也，实似莓而小，亦可食。《毛诗》云：葛藟虆之。陆玑云：一名巨瓜，似燕薁，亦连蔓，叶似艾，白色，其子赤，可食。《列仙传》云：昌容食蓬虆根。李当之云：即是人所食莓。陶弘景云：蓬虆是根名，覆盆是实名。

鸡头实

味苦，平。主湿痹，腰脊膝痛，补中，除暴疾，益精气，强志，令耳目聪明。久服轻身，不饥，耐老，神仙。一名雁喙实。生池泽。

《名医》曰：一名芡。生雷泽。八月采。

【按】《说文》云：芡，鸡头也。《广雅》云：蒍芡，鸡头也。《周礼·笾人》：加笾之实，芡。郑玄云：芡，鸡头也。《方言》云：蒍芡，鸡头也，北燕谓之蒍，青徐淮泗之间谓之芡，南楚江湘之间谓之鸡头，或谓之雁头，或谓之乌头。《淮南子·说山训》云：鸡头，已瘘。高诱云：水中芡，幽州谓之雁头。《古今注》云：叶似荷而大，叶上蹙绉如沸，实有芒刺，其中有米，可以度饥，即今蒍子也。

上果上品五种，旧六种，今以橘柚入木。

胡麻

味甘，平。主伤中虚羸，补五内《御览》作脏，益气力，长肌肉，填髓脑。久服轻身，不老。一名巨胜。叶，名青蘘。生川泽。

《吴普》曰：胡麻，一名方金。神农、雷公，甘，无毒。一名狗虱。立秋采。

《名医》曰：一名狗虱，一名方茎，一名鸿藏。生上党。

【按】《广雅》云：狗虱、巨胜、藤弘，胡麻也。《孝经·援神契》云：钜胜延年。宋均云：世以钜胜为苟杞子。陶弘景云：本生大宛，故曰胡麻。按：《本经》已有此，陶说非也，且与麻蕡并列，胡之言大，或以叶大于麻，故名之。

麻蕡

味辛，平。主五劳七伤，利五脏，下血，寒气。多食令人见鬼狂走。久服通神明，轻身。一名麻勃。麻子，味甘，平，主补中益气，肥健，不老，神仙。生川谷。

《吴普》曰：麻子中仁，神农、岐伯，辛；雷公、扁鹊，无毒。不欲牡厉、白薇。先藏地中者，食，杀人。麻蓝，一名麻蕡，一名青欲，一名青葛。神农，辛；岐伯，有毒；雷公，甘。畏牡厉、白薇。叶上有毒，食，杀人。麻勃，一名麻花。雷公，辛，无毒。畏牡厉。《御览》。

《名医》曰：麻勃，此麻花上勃勃者。七月七日采，良。子，九月采。生太山。

【按】《说文》云：麻，与林同，人所治，在屋下。枲，麻也。茈，枲实也，或作黂。芓，麻母也。蔉芓也，以黁为杂香草。《尔雅》云：黂，枲实，枲麻。孙炎云：黂，麻子也。郭璞云：别二名。又：芓，麻母。郭璞云：苴，麻盛子者。《周礼·笾人①》：朝事之笾，其实麷黂。郑云：黂，枲实也。郑司农云：麻实曰黂。《淮南子·齐俗训》云：胡人见黂，不知其可以为布。高诱云：黂，麻实也。据此则弘景以为牡麻无实，非也；唐本以为麻实，是。

上米谷上品二种，旧三种，今以青蘘入草。

冬葵子

味甘，寒。主五脏六腑寒热，羸瘦，五癃，利小便。久服坚骨，长肌肉，轻身，延年。

《名医》曰：生少室山。十二月采之。

【按】《说文》云：芺②，古文终，葵菜也。《广雅》云：蘬，葵也。考芺与终形相近，当即《尔雅》蔠葵。《尔雅》云：蔠葵，繁露。郭璞云：承露也，大茎小叶，华紫黄色。《本草图经》云：吴人呼为繁露，俗呼胡燕支，子可妇人涂面及作口脂。按：《名医》别有落葵条，一名繁露，亦非也。陶弘景以为终冬至春作子，谓之冬葵，不经甚矣。

---

① 人：原无，据《周礼·天官》补。
② 芺：原误作"芌"，下同。芺，同"终"。

苋实

味甘，寒。主青盲，明目，除邪，利大小便，去寒热。久服益气力，不饥，轻身。一名马苋。

《名医》曰：一名莫实。生淮阳及田中。叶如蓝。十一月采。

【按】《说文》云：苋，苋菜也。《尔雅》云：蒉，赤苋。郭璞云：今苋菜之赤茎者。李当之云：苋实，当是今白苋。唐本注云：赤苋，一名蒉，今名莫实，字误。

瓜蒂

味苦，寒。主大水，身面四肢浮肿，下水，杀蛊毒，咳逆上气，及食诸果病在胸腹中，皆吐下之。生平泽。

《名医》曰：生嵩高。七月七日采，阴干。

【按】《说文》云：瓜，胍也，象形；蒂，瓜当也。《广雅》云：水芝，瓜也。陶弘景云：甜瓜蒂也。

瓜子

味甘，平。主令人阅泽，好颜色，益气不饥。久服轻身，耐老。一名水芝《御览》作土芝。生平泽。

《吴普》曰：瓜子，一名瓣。七月七日采，可作面脂《御览》。

《名医》曰：一名白瓜子。生嵩高。冬瓜仁也。八月采。

【按】《说文》云：瓣，瓜中实。《广雅》云：冬瓜蓏也，其子谓之瓤。陶弘景云：白，当为甘。旧有白字，据《名医》云一名白瓜子，则本名当无。

苦菜

味苦，寒。主五脏邪气，厌谷，胃痹。久服安心益气，聪察少卧，轻身，耐老。一名荼草，一名选。生川谷。

《名医》曰：一名游冬。生益州山陵道旁，凌冬不死。三月三日采，阴干。

【按】《说文》云：荼，苦菜也。《广雅》云：游冬，苦菜也。《尔雅》云：荼，苦菜。又：櫃，苦荼。郭璞云：树小如栀子，冬生叶，可煮作羹。今呼早采者为荼，晚取者为茗。一名荈，蜀人名之苦菜。陶弘景云：此即是今茗。茗，一名荈。又令人不眠，亦凌冬不凋而兼其止。生益州。唐本注驳之，非矣。选与荈音相近。

上菜上品五种，旧同。

卷二　中经

中药一百二十种为臣，主养性以应人。无毒有毒，斟酌其宜。欲遏病补羸者，本中经。

雄黄　石流黄　雌黄　水银　石膏　慈石　凝水石　阳起石　孔公孽　殷孽　铁精落^①　理石　长石　肤青

上玉石中品十四种，旧十六种。

干姜　枲耳实　葛根　括楼根　苦参　当归　麻黄　通草　芍药　蠡实　瞿麦　元参　秦艽　百合　知母　贝母　白芷　淫羊藿　黄芩　狗脊　石龙芮　茅根　紫菀　紫草　败酱　白鲜皮　酸酱　紫参　藁本　石韦　草蘚　白薇　水萍　王瓜　地榆　海藻　泽兰　防己　款冬华^②　牡丹　马先蒿　积雪草　女菀　王孙　蜀羊泉　爵床　假苏　翘根

上草中品四十九种^③，旧四十六种。

桑根白皮　竹叶　吴茱萸　卮子　芜荑　枳实　厚朴　秦皮　秦艽　山茱萸　紫葳　猪苓　白棘　龙眼　松萝　卫矛　合欢

上木中品一十七种，旧同。

----

① 铁精落：正文作"铁精"。
② 华：正文作"花"。
③ 四十九种：实为四十八种。

白马茎　鹿茸　牛角䚡　羖羊角　狗阴茎^①　麢羊角
犀角

上兽中品七种，旧同。

燕屎　天鼠屎

上禽中品二种，旧三种。

蝟皮　露蜂房　鳖甲　蟹　柞蝉　蛴螬　乌贼鱼骨　白僵
蚕　鲍鱼甲　樗鸡　活蝓　石龙子　木虻　蜚虻　蜚廉　蠡
虫　伏翼

上虫鱼中品一十七种，旧十六种。

梅实

上果中品一种，旧同。

大豆黄卷赤小豆^②　粟米　黍米

上米谷中品三种，旧二种。

蓼实　葱实薤^③　水苏

上菜中品三种，旧同。

雄黄

味苦，平，寒。主寒热鼠瘘恶创，疽痔死肌，杀精恶物鬼，
邪气，百虫毒，胜五兵。炼食之，轻身，神仙。一名黄食石。
生山谷。

《吴普》曰：雄黄，神农，苦。山阴有丹雄黄，生山之阳，
故曰雄，是丹之雄，所以名雄黄也。

---

① 狗阴茎：正文作"牡狗阴茎"。
② 大豆黄卷赤小豆：正文作"大豆黄卷"。
③ 葱实薤：正文作"葱实"。

《名医》曰：生^①武都、敦煌之阳。采无时。

【按】《西山经》云：高山其下多雄黄。郭璞云：晋太兴三年，高平郡界有山崩，其中出数千斤雄黄。《抱朴子·仙药》篇云：雄黄，当得武都山所出者，纯而无杂，其赤如鸡冠，光明晔晔，可用耳；其但纯黄似雄黄，色无赤光者，不任以作仙药，可以合理病药耳。

石流黄<small>流，旧作硫。《御览》引作流，是</small>

味酸，温。主妇人阴蚀，疽痔，恶血，坚筋骨，除头秃，能化金银铜铁奇物。《御览》引云：石流青白色，主益肝气，明目；石流赤，生羌道山谷。**生山谷。**

《吴普》曰：硫黄，一名石留黄。神农、黄帝、雷公，咸，有毒；医和、扁鹊，苦，无毒。或生易阳，或河西。或五色。黄，是潘水石液也潘，即矾古字，烧令有紫焰者。八月、九月采。治妇人血结。《御览》云：治妇人绝阴。能合金银铜铁。

《名医》曰：生东海牧羊山，及太山、河西山。矾石液也。

【按】《范子计然》：石流黄，出汉中。又云：刘冯饵石流黄而更少。刘逵注《吴都赋》云：流黄，土精也。

雌黄

味辛，平。主恶创，头秃，痂疥，杀毒虫虱，身痒，邪气，诸毒。炼之久服轻身，增年，不老。生山谷。

---

① 生：原脱，据大成本补。

《名医》曰：生武都，与雄黄同山生。其阴山有金，金精熏则生雌黄。采无时。

水银

味辛，寒。主疗疥瘘痂疡，白秃，杀皮肤中虱，堕胎，除热，杀金银铜锡毒。熔化还复为丹。久服神仙，不死。生平土。

《名医》曰：一名汞。生符陵，出于丹砂。

【按】《说文》云：澒，丹沙所作为水银也。《广雅》云：水银谓之汞。《淮南子·地形训》云：白砚九百岁牛白澒，白澒九百岁生白金。高诱云：白澒，水银也。

石膏

味辛，微寒。主中风寒热，心下逆气，惊喘，口干苦焦，不能息，腹中坚痛，除邪鬼，产乳，金创。生山谷。

《名医》曰：一名细石。生齐山及齐卢山、鲁蒙山。采无时。

慈石

味辛，寒。主周痹，风湿，肢节中痛，不可持物，洗洗酸消，除大热烦满及耳聋。一名元石，生山谷。

《吴普》曰：慈石，一名磁君。

《名医》曰：一名处石。生太山，及慈山山阴，有铁处则生其阳。采无时。

【按】《北山经》云：灌题之山，其中多磁石。郭璞云：可以取铁。《管子·地数》篇云：山上有慈石者，下必有铜。《吕氏春秋·精通》篇云：慈石召铁。《淮南子·说山训》云：慈石能引铁。只作慈，旧作磁，非。《名医》别出元石条，亦非。

凝水石

味辛，寒。主身热，腹中积聚，邪气，皮中如火烧，烦满。水饮之，久服不饥。一名白水石。生山谷。

《吴普》曰：神农，辛；岐伯、医和、扁鹊，甘，无毒；李氏，大寒。或生邯郸。采无时。如云母色。《御览》引云：一名寒水石。

《名医》曰：一名寒水石，一名凌水石，盐之精也。生常山，又中水县及邯郸。

【按】《范子计然》云：凝水石，出河东。色泽者善。

阳起石

味咸，微温。主崩中漏下，破子脏中血，癥瘕结气，寒热腹痛，无子，阴痿不起《御览》引作阴阳不合，补不足。《御览》引有句孪二字。一名白石。生山谷。

《吴普》曰：阳起石，神农、扁鹊，酸，无毒；桐君、雷公、岐伯，咸，无毒；李氏，小寒。或生太山。《御览》引云：或阳起山。采无时。

《名医》曰：一名石生，一名羊起石。云母根也。生齐山及琅邪，或云山、阳起山。采无时。

孔公蘖

味辛，温。主伤食不化，邪结气，恶创，疽瘘痔，利九窍，下乳汁。《御览》引云：一名通石。《大观》本作黑字。生山谷。

《吴普》曰：孔公蘖，神农，辛；岐伯，咸；扁鹊，酸，无毒。色青黄。

《名医》曰：一名通石。殷蘖根也，青黄色。生梁山。

殷蘖

味辛，温。主烂伤瘀血，泄利寒热，鼠瘘，癥瘕结气。一名姜石。生山谷。按：此当与孔公蘖为一条。

《名医》曰：钟乳根也。生越国，又梁山及南海。采无时。

铁精

平。主明目，化铜。铁落，味辛，平，主风热恶创，疡疽创痂，疥气在皮肤中。铁，主坚肌耐痛。生平泽。旧为三条，今并。

《名医》曰：铁落，一名铁液。可以染皂。生牧羊及祊城或析城。采无时。

【按】《说文》云：铁，黑金也。

理石

味辛，寒。主身热，利胃，解烦，益精明目，破积聚，去三虫。一名立制石。生山谷。

《名医》曰：一名肌石。如石膏，顺理而细。生汉中及卢山。采无时。

长石

味辛，寒。主身热，四肢寒厥，利小便，通血脉，明目，去翳眇，下三虫，杀蛊毒。久服不饥。一名方石。生山谷。

《吴普》曰：长石，一名方石，一名直石。生长子山谷。如马齿，润泽，玉色长鲜。服之不饥。《御览》。

《名医》曰：一名土石，一名直石。理如马齿，方而润泽，玉色。生长子山，及太山、临淄。采无时。

肤青

味辛，平。主蛊毒及蛇、菜、肉诸毒，恶创。生川谷。

《名医》曰：一名推青，一名推石。生益州。

【按】陶弘景云：俗方及《仙经》并无用此者，亦相与不复识。

上玉石中品一十四种，旧十六种，考铁落、铁宜与铁精为一。

干姜

味辛，温。主胸满，咳逆上气，温中止血，出汗，逐风湿痹，肠澼下利。生者尤良。久服去臭气，通神明。生川谷。

《名医》曰：生犍为及荆州、扬州。九月采。

【按】《说文》云：姜，御湿之菜也。《广雅》云：葰，廉姜也。《吕氏春秋·本味》篇云：和之美者，阳朴之姜。高诱注：阳朴，地名，在蜀郡。司马相如《上林赋》有茈姜云云。

枲耳实

味甘，温。主风头寒痛，风湿周痹，四肢拘挛痛，恶肉死肌。久服益气，耳目聪明，强志轻身。一名胡枲，一名地葵。生川谷。

《名医》曰：一名葹，一名常思。生安陆及六安田野。实熟时采。

【按】《说文》云：菤，卷耳也；苓，卷耳也。《广雅》云：苓耳、葹、常枲、胡枲，枲耳也。《尔雅》云：菤耳，苓耳。郭璞云：江东呼为常枲，形似鼠耳，丛生如盘。《毛诗》云：采采卷耳。《传》云：卷耳，苓耳也。陆玑云：叶青白色，似胡荽，白花，细茎蔓生。可煮为茹，滑而少味。四月中生子，正如妇人耳珰，今或谓之耳珰草。郑康成谓是白胡荽，幽州人谓之爵耳。《淮南子·览冥训》云：位贱尚枲。高诱云：菓者，菓耳，菜名也。幽冀谓之檀菜，雒下谓之胡枲。

葛根

味甘，平。主消渴，身大热，呕吐，诸痹，起阴气，解诸毒。葛谷，主下利十岁以上。一名鸡齐根。生川谷。

《吴普》曰：葛根，神农，甘。生太山。《御览》。

《名医》曰：一名鹿藿，一名黄斤。生汶山。五月采根，暴干。

括楼根

味苦，寒。主消渴，身热烦满，大热，补虚安中，续绝伤。一名地楼。生川谷及山阴。

《吴普》曰：括楼，一名泽耳，一名泽姑。《御览》。

《名医》曰：一名果蠃，一名天瓜，一名泽姑。实，名黄瓜。二月、八月采根，暴干，三十日成。生弘农。

【按】《说文》云：菩，菩蒌，果蓏也。《广雅》云：王白蕡也。当为王菩。《尔雅》云：果蠃之实，括楼。郭璞云：今齐人呼之为天瓜。《毛诗》云：果蠃之实，亦施于宇。《传》云：果蠃，括楼也。《吕氏春秋》云：王善生。高诱云：善，或作瓜，舐瓤也。按：《吕氏春秋》善字乃菩之误。

苦参

味苦，寒。主心腹结气，癥瘕积聚，黄疸，溺有余沥，逐水，除痈肿，补中明目，止泪。一名水槐，一名苦蘵。生山谷及田野。

《名医》曰：一名地槐，一名菟槐，一名骄槐，一名白茎，一名虎麻，一名岑茎，一名禄曰，一名陵朗。生汝南。三月、八月、十月采根，暴干。

当归

味甘，温。主咳逆上气，温疟，寒热，洗在皮肤中《大观》本洗音癣，妇人漏下，绝子，诸恶创疡，金创。煮饮之。一名干归。生川谷。

《吴普》曰：当归，神农、黄帝、桐君、扁鹊，甘，无毒；岐伯、雷公，辛，无毒；李氏，小温。或生羌胡地。

《名医》曰：生陇西。二月、八月采根，阴干。

【按】《广雅》云：山蕲，当归也。《尔雅》云：薜，山蕲。郭璞云：今似蕲而粗大。又：薜，白蕲。郭璞云：即上山蕲。《范子计然》云：当归，出陇西。无枯者善。

麻黄

味苦，温。主中风，伤寒头痛，温疟，发表出汗，去邪热气，止咳逆上气，除寒热，破癥坚积聚。一名龙沙。

《吴普》曰：麻黄，一名卑相，一名卑监。神农、雷公，苦，无毒；扁鹊，酸，无毒；李氏，平。或生河东。四月、立秋采。《御览》。

《名医》曰：一名卑相，一名卑盐。生晋地及河东。立秋采茎，阴干令青。

【按】《广雅》云：龙沙，麻黄也。麻黄茎，狗骨也。《范子计然》云：麻黄，出汉中三辅。

通草 《御览》作蓪草

味辛，平。主去恶虫，除脾胃寒热，通利九窍、血脉、关节，令人不忘。一名附支。生山谷。

《吴普》曰：蓪草，一名丁翁，一名附支。神农、黄帝，辛；雷公，苦。生石城山谷。叶菁蔓延生，汁白。正月采。《御览》。

《名医》曰：一名丁翁。生石城及山阳。正月采枝，阴干。

【按】《广雅》云：附支，蓪草也。《中山经》云：升山，其草多寇脱。郭璞云：寇脱草，生南方，高丈许，似荷叶，而茎中有瓤正白，零陵人植而日灌之，以为树也。《尔雅》云：离南，活莌。郭璞注同。又：倚商，活脱。郭璞云：即离南也。《范子计然》云：蓪草，出三辅。

芍药

味苦，平。主邪气腹痛，除血痹，破坚积、寒热、疝瘕，止痛，利小便，益气。《艺文类聚》引云：一名白术。《大观》本作黑字。生川谷及丘陵。

《吴普》曰：芍药，神农，苦；桐君，甘，无毒；岐伯，咸；李氏，小寒；雷公，酸。一名甘积，一名解仓，一名诞，一名余容，一名白术。三月三日采。《御览》。

《名医》曰：一名白术，一名余容，一名犁食，一名解食，一名铤。生中岳。二月、八月采根，暴干。

【按】《广雅》云：挛夷，芍药也；白术，牡丹也。《北山经》云：绣山，其草多芍药。郭璞云：芍药，一名辛夷，亦香草属。

《毛诗》云：赠之以芍药。《传》云：芍药，香草。《范子计然》云：芍药，出三辅。崔豹《古今注》云：芍药有二种，有草芍药，有木芍药。木者花大而色深，俗呼为牡丹，非也。又云：一名可离。

蠡实

味甘，平。主皮肤寒热，胃中热气，风寒湿痹，坚筋骨，令人嗜食。久服轻身。花、叶去白虫。一名剧草，一名三坚，一名豕首。生川谷。

《吴普》曰：蠡实，一名剧草，一名三坚，一名剧荔花《御览》，一名泽蓝，一名豕首。神农、黄帝，甘，辛，无毒。生宛句。五月采。同上。

《名医》曰：一名荔实。生河东。五月采实，阴干。

【按】《说文》云：荔，草也。似蒲而小，根可作刷。《广雅》云：马薤，荔也。《月令》云：仲冬之月，荔挺出。郑云：荔挺，马薤也。高诱注《淮南子》云：荔，马荔草也。《通俗文》云：一名马兰。颜之推云：此物河北平泽率生之，江东颇多，种于阶庭，但呼为旱蒲，故不识马薤。

瞿麦

味苦，寒。主关格，诸癃结，小便不通，出刺，决痈肿，明目去翳，破胎堕子，下闭血。一名巨句麦。生川谷。

《名医》曰：一名大菊，一名大兰。生大山。立秋采实，阴干。

【按】《说文》云：蘧，蘧麦也。菊，大菊，蘧麦。《广雅》云：茈威、陵苕，蘧麦也。《尔雅》云：大菊，蘧麦。郭璞云：一名麦句姜，即瞿麦。陶弘景云：子颇似麦，故名瞿麦。

元参

味苦，微寒。主腹中寒热积聚，女子产乳余疾，补肾气，令人目明。一名重台。生川谷。

《吴普》曰：元参，一名鬼藏，一名正马，一名重台，一名鹿腹，一名端，一名元台。神农、桐君、黄帝、雷公、扁鹊，苦，无毒；岐伯，咸；李氏，寒。或生冤朐山阳。二月生，叶如梅毛，四四相植似芍药，黑茎方，高四五尺，花赤，生枝间，四月实黑。《御览》。

《名医》曰：一名元台，一名鹿肠，一名正马，一名减，一名端。生河间及冤句。三月、四月采根，暴干。

【按】《广雅》云：鹿肠，元参也。《范子计然》云：元参，出三辅。青色者善。

秦艽

味苦，平。主寒热邪气，寒湿风痹，肢节痛，下水，利小便。生山谷。

《名医》曰：生飞乌山。二月、八月采根，暴干。

【按】《说文》云：茿，草之相丩者。《玉篇》作艽，居包切。云秦艽，药艽[①]同。萧炳云《本经》名秦瓜，然则今《本经》名，

---

① 艽：同"艽"。

亦有《名医》改之者。

百合

味甘，平。主邪气腹张，心痛，利大小便，补中益气。生川谷。

《吴普》曰：百合，一名重迈，一名中庭。生冤朐及荆山。《艺文类聚》引云：一名重匡。

《名医》曰：一名重箱，一名摩罗，一名中逢花，一名强瞿。生荆州。二月、八月采根，暴干。

【按】《玉篇》云：蟠，百合蒜也。

知母

味苦，寒。主消渴热中，除邪气，肢体浮肿，下水，补不足，益气。一名蚔母，一名连母，一名野蓼，一名地参，一名水参，一名水浚，一名货母，一名蝭母。生川谷。

《吴普》曰：知母，神农、桐君，无毒。补不足，益气。《御览》引云：一名提母。

《名医》曰：一名女雷，一名女理，一名儿草，一名鹿列，一名韭蓬，一名儿踵草，一名东根，一名水须，一名沈燔，一名薄。生河内。二月、八月采根，暴干。

【按】《说文》云：芪，芪母也。荨，茺藩也，或从爻作薅。《广雅》云：芪母、儿踵，东根也。《尔雅》云：薅，茺藩。郭璞云：生山上。叶如韭。一曰蝭母《范子计然》云：蝭母，出三辅。黄白者善。《玉篇》作蓝母。

贝母

味辛，平。主伤寒烦热，淋沥，邪气，疝瘕，喉痹，乳难，金创，风痉。一名空草。

《名医》曰：一名药实，一名苦花，一名苦菜，一名商_{苗字}草，一名勤母。生晋地。十月采根，暴干。

【按】《说文》云：莔，贝母也。《广雅》云：贝父，药实也。《尔雅》云：莔，贝母。郭璞云：根如小贝，圆而白花，叶似韭。《毛诗》云：言采其虻。《传》云：虻，贝母也。陆玑云：其叶如括楼而细小，其子在根下如芋子，正白，四方连累相著有分解也。

白芷

味辛，温。主女人漏下赤白，血闭，阴肿，寒热，风头侵目泪出。长肌肤，润泽，可作面脂。一名芳香。生川谷。

《吴普》曰：白芷，一名薰，一名苻离，一名泽芬，一名蒤。《御览》。

《名医》曰：一名白茝，一名薰，一名莞，一名苻离，一名泽芬。叶一名蒿麻，可作浴汤。生河东下泽。二月、八月采根，暴干。

【按】《说文》云：茝，薰也；薰，楚谓之蓠，晋谓之薰，齐谓之茝。《广雅》云：白芷，其叶谓之药。《西山经》云：号山，其草多药薰。郭璞云：药，白芷别名；薰，香草也。《淮南子·修务训》云：身苦秋药被风。高诱云：药，白芷，香草也。王逸注《楚辞》云：药，白芷。按：《名医》一名莞云云，似即《尔雅》莞，苻离，其上鬲。而《说文》别有藆，夫离也；蒿，夫离上也。是非一草。舍人云：白蒲，一名苻离，楚谓之莞。岂蒲与茝相似，而《名医》误合为一乎？或《说文》云楚谓之蓠，即夫离也，未可得详。旧作芷，非。

淫羊藿

味辛，寒。主阴痿绝伤，茎中痛，利小便，益气力，强志。一名刚前。生山谷。

《吴普》曰：淫羊藿，神农、雷公，辛；李氏，小寒。坚骨。《御览》。

《名医》曰：生上郡阳山。

黄芩

味苦，平。主诸热黄疸，肠澼泄利，逐水，下血闭，恶创，疽蚀火疡。一名腐肠。生川谷。

《吴普》曰：黄芩，一名黄文，一名妒妇，一名虹胜，一名经芩，一名印头，一名内虚。神农、桐君、黄帝、雷公、扁鹊，苦，无毒；李氏，小温。二月生，赤黄叶，两两四四相值，茎空中或方圆，高三四尺，四月花紫红赤，五月实黑根黄。二月至九月采。《御览》。

《名医》曰：一名空肠，一名内虚，一名黄文，一名经芩，一名妒妇。生秭归及冤句。三月三日采根，阴干。

【按】《说文》云：菳，黄菳也。《广雅》云：菳菨、黄文、内虚，黄芩也。《范子计然》云：黄芩，出三辅。色黄者善。

狗脊

味苦，平。主腰背强，关机缓急，周痹，寒湿膝痛。颇利老人。一名百枝。生川谷。

《吴普》曰：狗脊，一名狗青，一名赤节。神农、桐君、黄帝、岐伯、雷公、扁鹊，甘，无毒；李氏，小温。如草薢，茎节如竹，有刺，叶圆赤，根黄白，亦如竹根，毛有刺。岐伯经云：茎长节，叶端员，青赤，皮白，有赤脉。

《名医》曰：一名强膂，一名扶盖，一名扶筋。生常山。二月、八月采根，暴干。

【按】《广雅》云：菝葜，狗脊也。《玉篇》云：菝䓴，狗脊根也。《名医》别出菝契条，非。

石龙芮

味苦，平。主风寒湿痹，心腹邪气，利关节，止烦满。久服轻身，明目，不老。一名鲁果能《御览》作食果，一名地椹。生川泽石边。

《吴普》曰：龙芮，一名姜苔，一名天豆。神农，苦，平；岐伯，酸；扁鹊、李氏，大寒；雷公，咸，无毒。五月五日采。《御览》。

《名医》曰：一名石能，一名彭根，一名天豆。生太山。五月五日采子，二月、八月采皮，阴干。

【按】《范子计然》云：石龙芮，出三辅。色黄者善。

茅根

味甘，寒。主劳伤虚羸，补中益气，除瘀血、血闭、寒热，利小便。其苗，主下水。一名兰根，一名茹根。生山谷、田野。

《名医》曰：一名地管，一名地筋，一名兼杜。生楚地，六月采根。

【按】《说文》云：茅，菅也；菅，茅也。《广雅》云：菅，茅也。《尔雅》云：白华，野菅。郭璞云：菅，茅属。《诗》云：白华菅兮，白茅束兮。《传》云：白华，野菅也，已沤为菅。

紫菀

味苦，温。主咳逆上气，胸中寒热结气，去蛊毒，痿躄，安五脏。生山谷。

《吴普》曰：紫菀，一名青苑。《御览》。

《名医》曰：一名紫蒨，一名青苑。生房陵及真定、邯郸。二月、三月采根，阴干。

【按】《说文》云：菀，茈菀，出汉中房陵。陶弘景云：白者，名白菀。唐本注云：白菀，即女菀也。

紫草

味苦，寒。主心腹邪气，五疸，补中益气，利九窍，通水道。一名紫丹，一名紫芙。《御览》引云：一名地血。《大观》本无文。

生山谷。

《吴普》曰：紫草，节赤，二月花。《御览》。

《名医》曰：生砀山及楚地。三月采根，阴干。

【按】《说文》云：茈，草也；藐，茈草也，茞，草也，可以染留黄。《广雅》云：茈茞，茈草也。《山海经》云：劳山多茈草。郭璞云：一名紫茈，中染紫也。《尔雅》云：藐，茈草。郭璞云：可以染紫。

败酱

味苦，平。主暴热火创，赤气，疥瘙，疽痔，马鞍热气。一名鹿肠。生川谷。

《名医》曰：一名鹿首，一名马草，一名泽败。生江夏。八月采根，暴干。

【按】《范子计然》云：败酱，出三辅。陶弘景云：气如败酱，故以为名。

白鲜

味苦，寒。主头风，黄疸，咳逆，淋沥，女子阴中肿痛，湿痹死肌，不可屈伸、起止、行步。生川谷。

《名医》曰：生上谷及冤句。四月、五月采根，阴干。

【按】陶弘景云：俗呼为白羊鲜，气息正似羊膻，或名白膻。

酸酱

味酸，平。主热，烦满，定志益气，利水道。产难，吞其实立产。一名醋酱。生川泽。

《吴普》曰：酸酱，一名酢酱。《御览》。

《名医》曰：生荆楚及人家田园中。五月采，阴干。

【按】《尔雅》云：葴，寒酱。郭璞云：今酸酱草，江东呼曰苦葴。

紫参

味苦，辛，寒。主心腹积聚，寒热邪气，通九窍，利大小便。一名牡蒙。生山谷。

《吴普》曰：伏蒙，一名紫参，一名泉戎，一名音腹，一名伏菟，一名重伤。神农、黄帝，苦；李氏，小寒。生河西山谷或宛句商山。圆聚生，根黄赤有文，皮黑中紫，五月花紫赤，实黑，大如豆。三月采根。《御览》《大观》本节文。

《名医》曰：一名众戎，一名童肠，一名马行。生河西及宛句。三月采根，火炙使紫色。

【按】《范子计然》云：紫参，出三辅。赤青色者善。

稾本

味辛，温。主妇人疝瘕，阴中寒、肿痛，腹中急，除风头痛，长肌肤，悦颜色。一名鬼卿，一名地新。生山谷。

《名医》曰：一名微茎。生崇山。正月、二月采根，暴干，三十日成。

【按】《广雅》云：山茞、蔚香，藁本也。《管子·地员》篇云：五臭畴生藁本。《荀子·大略》篇云：兰茞藁本，渐于蜜醴，一佩易之。樊光注《尔雅》云：藁本，一名麋芜，根名蕲芷。旧作藁，非。

石韦

味苦，平。主劳热邪气，五癃闭不通，利小便水道。一名石䩾。生山谷石上。

《名医》曰：一名石皮。生华阴山谷。不闻水及人声者良。二月采叶，阴干。

草薢

味苦，平。主腰背痛，强骨节，风寒湿周痹，恶创不瘳，热气。生山谷。

《名医》曰：一名赤节。生真定。八月采根，暴干。

【按】《博物志》云：菝葜与草薢相乱。

白薇

味苦，平。主暴中风，身热肢满，忽忽不知人，狂惑，邪气，寒热酸疼，温疟洗洗，发作有时。生川谷。

《名医》曰：一名白幕，一名微草，一名春草，一名骨美。

生平原。三月三日采根，阴干。

水萍

味辛，寒。主暴热身痒《艺文类聚》《初学记》作癢，此是，**下水气，胜酒，长须发**《艺文类聚》作乌鬓①，**消渴。久服轻身。一名水华。**《艺文类聚》引云：一名水廉。**生池泽。**

《吴普》曰：水萍，一名水廉。生泽水上。叶圆小，一茎一叶，根入水，五月华白。三月采，晒干。《御览》。

《名医》曰：一名水白，一名水苏。生雷泽。三月采，暴干。

【按】《说文》云：苹，蓱也，无根，浮水而生者。萍，苹也。蘋，大萍也。《广雅》云：藻，萍也。《夏小正》云：七月湟潦生苹。《尔雅》云：萍，蓱。郭璞云：水中浮萍，江东谓之藻。又其大者，蘋。《毛诗》云：于以采蘋。《传》云：蘋，大萍也。《范子计然》曰：水萍，出三辅。色青者善。《淮南子·原道训》云：萍树根于水。高诱云：萍，大苹也。

王瓜

味苦，寒。主消渴，内痹，瘀血，月闭，寒热，酸疼，益气，愈聋。一名土瓜。生平泽。

《名医》曰：生鲁地田野及人家垣墙间。三月采根，阴干。

【按】《说文》云：蒬，王蒬也。《广雅》云：藈菇、瓜瓟，王瓜也。《夏小正》云：四月王蒬秀。《尔雅》云：钩藈菇。郭璞云：钩瓟也，一名王瓜，实如瓝瓜，正赤，味苦。《月令》：王

---

① 鬓：大成本作"鬚"。

瓜生。郑玄云：《月令》云王萯生。孔颖达云：疑王萯，则王瓜也。《管子·地员》篇：觳土之次曰五沙，其种大萯细萯，白茎青秀以蔓。《本草图经》云：大萯，即王萯也。芶，亦谓之土瓜，自别是一物。

地榆

味苦，微寒。主妇人乳痓痛，七伤，带下病，止痛，除恶肉，止汗，疗金创。《御览》引云：主消酒。又云：明目。《大观本草》消酒作黑字，而无明目。生山谷。

《名医》曰：生桐柏及冤句。二月、八月采根，暴干。

【按】《广雅》云：菗蒫，地榆也。陶弘景云：叶似榆而长，初生布地，而花、子紫黑色，如豉，故名玉豉。

海藻

味苦，寒。主瘿瘤气，颈下核，破散结气，痈肿，癥瘕，坚气，腹中上下鸣，下十二水肿。一名落首。生池泽。

《名医》曰：一名薻。生东海。七月七日采，暴干。

【按】《说文》云：藻，水草也，或作薻。《广雅》云：海萝，海藻也。《尔雅》云：薅，海藻也。郭璞云：药草也。一名海萝。如乱发，生海中《本草》云①。又：薅，石衣②。郭璞云：水苔也，一名石发，江东食之，或曰薅。叶似薤而大，生水底也，亦可食。

---

① 本草云：疑衍文。

② 薅石衣：见《尔雅·释草》。

泽兰

味苦，微温。主乳妇内衄《御览》作蚵血，中风余疾，大腹水肿，身面四肢浮肿，骨节中水，金创，痈肿，创脓。一名虎兰，一名龙枣。生大泽傍。

《吴普》曰：泽兰，一名水香。神农、黄帝、岐伯、桐君，酸，无毒；李氏，温。生下地水傍。叶如兰，二月生，香，赤节，四叶相值枝节间。

《名医》曰：一名虎蒲。生汝南。三月三日采，阴干。

【按】《广雅》云：虎兰，泽兰也。

防己

味辛，平。主风寒温疟，热气诸痫，除邪，利大小便。一名解离。《御览》作石解。引云：通腠理，利九窍。《大观》本六字黑。生川谷。

《吴普》曰：木防己，一名解离，一名解燕。神农，辛；黄帝、岐伯、桐君，苦，无毒；李氏，大寒。如芍，茎蔓延，如艽，白根外黄似桔梗，内黑又如车辐解。二月、八月、十月采根。《御览》。

《名医》曰：生汉中。二月、八月采根，阴干。

【按】《范子计然》云：防己，出汉中、旬阳。

款冬花

味辛，温。主咳逆上气，善喘，喉痹，诸惊痫，寒热邪气。

一名橐吾《御览》作石，一名颗涷《御览》作颗冬，一名虎须，一名兔奚。生山谷。

《吴普》曰：款冬，十二月花黄白。《艺文类聚》。

《名医》曰：一名氏冬。生常山及上党水傍。十一月采花，阴干。

【按】《广雅》云：苦萃，款涷也。《尔雅》云：菟奚，颗涷。郭璞云：款冬也。紫赤华，生水中。《西京杂记》云：款冬，花于严冬。傅咸《款冬赋》序曰：仲冬之月，冰凌积雪，款冬独敷华艳。

牡丹

味苦辛，寒。主寒热，中风，瘈疭，痉，惊痫，邪气，除癥坚，瘀血留舍肠胃，安五脏，疗痈创。一名鹿韭，一名鼠姑。生山谷。

《吴普》曰：牡丹，神农、岐伯，辛；李氏，小寒；雷公、桐君，苦，无毒；黄帝，苦，有毒。叶如蓬相植，根如柏黑，中有核。二月采，八月采，暴干。人食之，轻身益寿。《御览》。

《名医》曰：生巴郡及汉中。二月、八月采根，阴干。

【按】《广雅》云：白茮，牡丹也。《范子计然》云：牡丹出汉中、河内。赤色者亦善。

马先蒿

味平。主寒热鬼注，中风，湿痹，女子带下病，无子。一名马尿蒿。生川泽。

《名医》曰：生南阳。

【按】《说文》云：蔚，牡蒿也。《广雅》云：因尘，马先也。《尔雅》云：蔚，牡菣。郭璞云：无子者。《毛诗》云：匪莪伊蔚。《传》云：蔚，牡菣也。陆玑云：三月始生，七月华，华似胡麻华而紫赤，八月为角，角似小豆，角锐而长。一名马新蒿。按：新、先，声相近。

积雪草

味苦，寒。主大热，恶创，痂疽，浸淫赤熛^①，皮肤赤，身热。生川谷。

《名医》曰：生荆州。

【按】陶弘景云：荆楚人以叶如钱，谓为地钱草。徐仪《药图》名连钱草。《本草图经》云：咸、洛二京亦有，或名胡薄荷。

女菀 《御览》作苑

味辛，温。主风洗洗，霍乱，泄利，肠鸣，上下无常处，惊痫，寒热百疾。生川谷或山阳。

《吴普》曰：女菀，一名白菀，一名织女菀。《御览》。

《名医》曰：一名白菀，一名织女菀，一名茆。生汉中。正月、二月采，阴干。

【按】《广雅》云：女肠，女菀也。

---

① 熛（biāo 标）：赤色。

王孙

味苦，平。主五脏邪气，寒湿痹，四肢疼酸，膝冷痛。生川谷。

《吴普》曰：黄孙，一名王孙，一名蔓延，一名公草，一名海孙。神农、雷公，苦，无毒；黄帝，甘，无毒。生西海山谷及汝南城郭垣下。蔓延，赤文，茎叶相当。《御览》。

《名医》曰：吴，名白功草；楚，名王孙；齐，名长孙。一名黄孙，一名黄昏，一名海孙，一名蔓延。生海西及汝南城郭下。

【按】陶弘景云：今方家皆呼黄昏，又云牡蒙。

蜀羊泉

味苦，微寒。主头秃，恶创热气，疥瘙痂癣虫，疗龋齿。生川谷。

《名医》曰：一名羊泉，一名饴。生蜀郡。

【按】《广雅》云：黍姑，艾但鹿何，泽翾也。唐本注云：此草一名漆姑。

爵床

味咸，寒。主腰脊痛，不得着床，俯仰艰难，除热，可作浴汤。生川谷及田野。

《吴普》曰：爵床，一名爵卿。《御览》。

《名医》曰：生汉中。

【按】别本注云：今人名为香苏。

假苏

味辛，温。主寒热鼠瘘，瘰疬生创，破结聚气，下瘀血，除湿痹。一名鼠蓂。生川泽。旧在菜部，今移。

《吴普》曰：假苏，一名鼠实，一名姜芥《御览》，一名荆芥。叶似落藜而细，蜀中生噉之。蜀本注。

《名医》口：一名姜芥。生汉中。

【按】陶弘景云：即荆芥也。姜、荆，声讹耳。先居草部中，今人食之，录在菜部中也。

翘根

味甘，寒，平。《御览》作味苦平。主下热气，益阴精，令人面悦好，明目。久服轻身，耐老。生平泽。旧在唐本退中，今移。

《吴普》曰：翘根，神农、雷公，甘，有毒。三月、八月采，以作蒸，饮酒病人。《御览》。

《名医》曰：生嵩高。二月、八月采。

【按】陶弘景云：方药不复用，俗无识者。

上草中品四十九种，旧四十六种，考菜部假苏及唐本退中翘根宜入此。

桑根白皮

味甘，寒。主伤中，五劳六极，羸瘦，崩中，脉绝，补虚益气。叶，主除寒热出汗。桑耳黑者，主女子漏下赤白汁，血病，癥瘕积聚，阴痛，阴阳寒热，无子。五木耳[①]名檽[②]，益气，不饥，轻身，强志。生山谷。

《名医》曰：桑耳，一名桑菌，一名木麦。生犍为。六月多雨时采，即暴干。

【按】《说文》云：桑，蚕所食叶。木黀，木耳也。覃，桑黀。《尔雅》云：桑瓣有葚栀。舍人云：桑树，一半有葚，半无葚，名栀也。郭璞云：瓣，半也。又：女桑，桋桑。郭璞云：今俗呼桑树小而条长者，为女桑树。又：檿山桑。郭璞云：似桑材中作弓及车辕。又：桑柳槐条。郭璞云：阿那垂条。

竹叶

味苦，平。主咳逆上气溢，筋急，恶疡，杀小虫。根作汤，益气止渴，补虚下气；汁，主风痓；实，通神明，轻身益气。

《名医》曰：生益州。

【按】《说文》云：竹，冬生草也。象形，下丞[③]者。箁箬也。

---

① 五木耳：桑、槐、楮、柳、榆，此为五木耳。
② 檽（ruǎn 软）：木耳。
③ 丞：同"垂"。

吴茱萸 《御览》引无吴字，是

味辛，温。主温中，下气，止痛，咳逆，寒热，除湿、血痹，逐风邪，开凑旧作滕，《御览》作凑，是理。根，杀三虫。一名藙。生山谷。

《名医》曰：生宛句。九月九日采，阴干。

【按】《说文》云：茱，茱萸，茱属。萸，茱萸也。藙，煎茱萸，《汉律》：会稽献藙一斗。《广雅》云：枳、榝、樧、槭、梂，朱萸也。《三苍》云：萸，茱萸也《御览》。《尔雅》云：椒、榝，丑莍。郭璞云：茱萸子，聚生成房貌，今江东亦呼莍榝，似茱萸而小，赤色。《礼记》云：三牲用藙。郑云：藙，煎茱萸也，《汉律》会稽献焉，《尔雅》谓之榝。《范子计然》云：茱萸，出三辅。陶弘景云：《礼记》名藙，而俗中呼为䕽子。当是不识藙字，似䕽字，因以相传。

卮 旧作栀，《艺文类聚》及《御览》引作支，是子

味苦，寒。主五内邪气，胃中热气，面赤，酒泡，皶鼻，白赖，赤癞，创疡。一名木丹。生川谷。

《名医》曰：一名越桃。生南阳。九月采实，暴干。

【按】《说文》云：栀，黄木可染者。《广雅》云：栀子，桙桃也。《史记·货殖传》云：巴蜀地饶卮。《集解》云：徐广曰：音支，烟支也，紫赤色也。据《说文》当为栀。

芜荑

味辛。主五内邪气，散皮肤骨节中淫淫温行毒，去三虫，化食。一名无姑，一名蔽薞。《御览》引云：逐寸白，散腹中温温喘息。《大观》本作黑字。生川谷。

《名医》曰：一名蔽薞。生晋山。三月采实，阴干。

【按】《说文》云：梗，山枌榆，有朿①，荚可为芜荑者。《广雅》云：山榆，母估也。《尔雅》云：莁荑，蔱蘠。郭璞云：一名白蕡。又：无姑，其实夷。郭璞云：无姑，姑榆也。生山中。叶圆而厚，剥取皮合渍之，其味辛香，所谓芜荑。《范子计然》云：芜荑在地，赤心者善。

枳实

味苦，寒。主大风在皮肤中，如麻豆苦痒《御览》作瘭，非，除寒热结，止利旧作痢，《御览》作利，是，长肌肉，利五脏，益气轻身。生川谷。

《吴普》曰：枳实，苦。雷公，酸，无毒；李氏，大寒。九月、十月采，阴干。《御览》。

《名医》曰：生河内。九月、十月采，阴干。

【按】《说文》云：枳木似橘。《周礼》云：橘逾淮而化为枳。沈括《补笔谈》云：六朝以前，医方唯有枳实，无枳壳，后人用枳之小嫩者为枳实，大者为枳壳。

---

① 朿（cì刺）：原作"束"，据《说文·木部》改。

厚朴

味苦，温。主中风，伤寒，头痛，寒热，惊悸气，血痹，死肌，去三虫。

《吴普》曰：厚朴，神农、岐伯、雷公，苦，无毒；李氏，小温。《御览》引云：一名原皮。生交阯。

《名医》曰：一名厚皮，一名赤朴。其树名榛，其子名逐。生交阯、冤句。九月、十月采皮，阴干。

【按】《说文》云：朴，木皮也，榛木也。《广雅》云：**重皮**，厚朴也。《范子计然》云：厚朴，出弘农。按：今俗以榛为羔，不知是厚朴。《说文》榛栗字作羔。

秦皮

味苦，微寒。主风寒湿痹，洗洗寒气，除热，目中青翳、白膜。久服头不白，轻身。生川谷。

《吴普》曰：芩皮，一名秦皮。神农、雷公、黄帝、岐伯，酸，无毒；李氏，小寒。或生冤句水边。二月、八月采。《御览》。

《名医》曰：一名岑皮，一名石檀。生庐江及冤句。二月、八月采皮，阴干。

【按】《说文》云：梣，青皮木，或作檬。《淮南子·俶真训》云：梣木，色青翳。高诱云：梣木，苦历木也。生于山，剥取其皮，以水浸之，正青皮，洗眼，愈人目中肤翳。据《吴普》云：岑皮，名秦皮。《本经》作秦皮者，后人以俗称改之，当为岑皮。

秦苿

味辛，温。主风邪气，温中，除寒痹，坚齿发，明目。久服轻身，好颜色，耐老，增年，通神。生川谷。

《名医》曰：生太山及秦岭上，或琅邪。八月、九月采实。

【按】《说文》云：苿，苿莍；莍，苿椒实裹如裘者。椒似苿萸，出淮南。《广雅》云：椴樧，苿萸也。《北山经》云：景山多秦椒。郭璞云：子似椒而细叶草也。《尔雅》云：椒，大椒。郭璞云：今椒树丛生，实大者，名为椴。又：椒椴，丑莍。郭璞云：莍，萸子聚成房貌。今江东亦呼苿椒，似苿萸而小，赤色。《毛诗》云：椒聊之实。《传》云：椒聊，椒也。陆玑云：椒树，似苿萸，有针刺，叶坚而滑泽，蜀人作茶，吴人作茗，皆合煮其叶以为香。《范子计然》云：秦椒，出天水陇西，细者善。《淮南子·人间训》云：申椒、杜茝，美人之所怀服。旧作椒，非。据《山海经》有秦椒，生闻喜[①]景山，则秦非秦地之秦也。

山苿萸

味酸，平。主心下邪气，寒热，温中，逐寒湿痹，去三虫。久服轻身。一名蜀枣。生山谷。

《吴普》曰：山苿萸，一名魃实，一名鼠矢，一名鸡足。神农、黄帝、雷公、扁鹊，酸，无毒；岐伯，辛；一经，酸。或生冤句、琅邪，或东海承县。叶如梅，有刺毛。二月华如杏，四月实如酸枣赤，五月采实。《御览》。

---

① 闻喜：地名，在今山西省西南部。

《名医》曰：一名鸡足，一名魅实。生汉中及琅邪、冤句、东海承县。九月、十月采实，阴干。

紫葳

味酸《御览》作咸，微寒。主妇人产乳余疾，崩中，癥瘕血闭，寒热羸瘦，养胎。生川谷。

《吴普》曰：紫葳，一名武葳，一名瞿麦，一名陵居腹，一名鬼目，一名芰华。神农、雷公，酸；岐伯，辛；扁鹊，苦，咸；黄帝，甘，无毒。如麦根黑。正月、八月采。或生真定。《御览》。

《名医》曰：一名陵苕，一名芰华。生西海及山阳。

【按】《广雅》云：茈葳，陵苕，蘧麦也。《尔雅》云：苕，陵苕。郭璞云：一名陵时。《本草》云：又黄华，蓾；白华，茇。郭璞云：苕、华色异，名亦不同。《毛诗》云：苕之华。《传》云：苕，陵苕也。《范子计然》云：紫葳，出三辅。李当之云：是瞿麦根。据李说与《广雅》合。而唐本注引《尔雅》注有一名陵霄四字，谓即凌霄花，陆玑以为鼠尾，疑皆非，故不采之。

猪苓

味甘，平。主痎疟，解毒蛊注《御览》作蛀不祥，利水道。久服轻身，耐老《御览》作能老。一名猳猪尿。生山谷。

《吴普》曰：猪苓，神农，甘；雷公，苦，无毒。《御览》引云：如茯苓，或生冤句，八月采。

《名医》曰：生衡山及济阴、冤句。二月、八月采，阴干。

【按】《庄子》云：豕零。司马彪注作豕囊，云：一名猪苓，根似猪卵，可以治渴。

白棘

味辛，寒。主心腹痛，痈肿溃脓，止痛。一名棘针。生川谷。

《名医》曰：一名棘刺。生雍州。

【按】《说文》云：棘，小枣丛生者。《尔雅》云：髦颠棘。孙炎云：一名白棘。李当之云：此是酸枣树针，今人用天门冬苗代之，非是真也。按：《经》云：天门冬，一名颠勒。勒、棘声相近，则今人用此，亦非无因也。

龙眼

味甘，平。主五脏邪气，安志厌食。久服强魂，聪明，轻身，不老，通神明。一名益智。生山谷。

《吴普》曰：龙眼，一名益智。《要术》：一名比目。《御览》。

《名医》曰：其大者，似槟榔。生南海。

【按】《广雅》云：益智，龙眼也。刘达注《吴都赋》云：龙眼，如荔枝而小，圆如弹丸，味甘胜荔枝，苍梧、交阯、南海、合浦皆献之，山中人家亦种之。

松罗

味苦，平。主瞋怒邪气，止虚汗、头风，女子阴寒、肿病。一名女萝。生山谷。

《名医》曰：生熊耳山松树上。五月采，阴干。

【按】《广雅》云：女萝，松萝也。《毛诗》云：茑与女萝。《传》云：女萝、菟丝，松萝也。陆玑云：松萝自蔓松上，枝正青，与兔丝异。

卫矛

味苦，寒。主女子崩中下血，腹满，汗出，除邪，杀鬼毒、蛊注。一名鬼箭。生山谷。

《吴普》曰：鬼箭，一名卫矛。神农、黄帝、桐君，苦，无毒。叶如桃，有羽。正月、二月、七月采，阴干。或生田野。《御览》。

《名医》曰：生霍山。八月采，阴干。

【按】《广雅》云：鬼箭，神箭也。陶弘景云：其茎有三羽，状如箭羽。

合欢

味甘，平。主安五脏，利心志《艺文类聚》作和心志，《御览》作和心气，**令人欢乐无忧。久服轻身，明目，得所欲。生山谷。**

《名医》曰：生益州。

【按】唐本注云：或曰合昏。欢、昏音相近。《日华子》云：夜合。

上木中品一十七种，旧同。

白马茎

味咸，平。主伤中脉绝，阴不起，强志益气，长肌肉，肥健，生子。眼，主惊痫，腹满，疟疾，当杀用之。悬蹄，主惊邪，瘈疭，乳难，辟恶气、鬼毒、蛊注、不祥。生平泽。

《名医》曰：生云中。

鹿茸

味甘，温，主漏下恶血，寒热，惊痫，益气强志，生齿不老。角，主恶创痈肿，逐邪恶气，留血在阴中。

《名医》曰：茸，四月、五月解角时取，阴干，使时躁。角，七月采。

牛角䚡

下闭血，瘀血疼痛，女人带下血。髓，补中填骨髓。久服增年。胆可丸药。

【按】《说文》云：䚡，角中骨也。

羖羊角

味咸，温。主青盲，明目，杀疥虫，止寒泄，辟恶鬼虎狼，止惊悸。久服安心，益气，轻身。生川谷。

《名医》曰：生河西。取无时。

【按】《说文》云：羖，夏羊。牝，曰羖。《尔雅》云：羊牝，羖。郭璞云：今人便以羘、羖为黑、白羊名。

牡狗阴茎

味咸，平。主伤中，阴痿不起，令强热大，生子，除女子带下十二疾。一名狗精。胆主明目。

《名医》曰：六月上伏取，阴干百日。

羚羊角

味咸，寒。主明目，益气，起阴，去恶血注下，辟蛊毒、恶鬼、不祥，安心气，常不厌寐。生川谷。

《名医》曰：生石城及华阴山。采无时。

【按】《说文》云：羚，大羊而细角。《广雅》云：美皮，泠角。《尔雅》云；羚，大羊。郭璞云：羚羊，似羊而大，角圆锐，好在山崖间。陶弘景云：《尔雅》名羱羊。据《说文》云：苋，山羊细角也。《尔雅》云：羱，如羊。郭璞云：羱，似吴羊而大角，角椭，出西方。苋，即羱正字。然《本经》羚字，实羚字俗写，当以羚为是。《尔雅》释文引《本草》作羚。

犀角

味苦，寒。主百毒蛊注，邪鬼，障气，杀钩吻、鸩羽、蛇毒，除迷惑，不厌寐。久服轻身。生山谷。

《名医》曰：生永昌及益州。

【按】《说文》云：犀，南徼外牛，一角在鼻，一角在顶，似豕。《尔雅》云：犀，似豕。郭璞云：形似水牛，猪头，大腹，庳①脚。脚有三蹄，黑色。三角，一角顶上，一角鼻上，一角额上。鼻上者，即食角也，小而不椭。好食棘。亦有一角者。《山海经》云：琴鼓之山，多白犀。郭璞云：此与辟寒、蠲忿、辟尘、辟暑诸犀，皆异种也。《范子计然》云：犀角，出南郡，上价八千，中三千，下一千。

上兽中品七种，旧同。

燕屎

味辛，平。主蛊毒、鬼注，逐不祥、邪气，破五癃，利小便。生平谷。

《名医》曰：生高山。

【按】《说文》云：燕，玄鸟也。𪅂口②，布翅，枝尾，象形。作巢避戊己③。乙，玄鸟也。齐鲁谓之乙，取其名自呼，象形。或作𩾏④。《尔雅》云燕𩾏。《夏小正》云：二月，来降燕乃睇⑤。《传》云：燕，乙也。九月，陟玄鸟蛰，《传》云：玄鸟者，燕也。

---

① 庳（bì 必）：低矮。

② 𪅂（niè 聂）口：即燕口。因其口似箝𪅂之形，故称。

③ 戊己：戊己为土。燕子知道在戊己日不衔土筑巢，以免犯土。

④ 𩾏（yì 乙）：原误作𩾏，据大成本改。下同。

⑤ 睇：看。

天鼠屎

味辛，寒。主面痈肿，皮肤洗洗时痛，肠中血气，破寒热积聚，除惊悸。一名鼠沄，一名石肝。生山谷。

《名医》曰：生合浦。十月、十二月取。

【按】李当之云：即伏翼屎也。李云：天鼠，《方言》一名仙鼠。按：今本《方言》云或谓之老鼠，当为天字之误也。

上禽中品二种，旧同。

蝟皮

味苦，平。主五痔，阴蚀，下血赤白五色，血汁不止，阴肿，痛引腰背。酒煮杀之。生川谷。

《名医》曰：生楚山田野。取无时。

【按】《说文》云：䖶，似豪猪者，或作蝟。《广雅》云：虎王，蝟也。《尔雅》云：汇，毛刺。郭璞云：今谓状似鼠。《淮南子·说山训》云：鹊矢中蝟。

露蜂房

味苦，平。主惊痫，瘛疭，寒热邪气，癫疾，鬼精蛊毒，肠痔。火熬之，良。一名蜂肠。生山谷。

《名医》曰：一名白穿，一名蜂勤。生牂柯。七月七日采，阴干。

【按】《淮南子·氾论训》云：蜂房不容卵。高诱云：房巢也。

鳖甲

味咸，平。主心腹癥瘕坚积、寒热，去痞，息肉，阴蚀，痔，恶肉。生池泽。

《名医》曰：生丹阳。取无时。

【按】《说文》云：鳖，甲虫也。

蟹

味咸，寒。主胸中邪气，热结痛，喝僻面肿，败漆，烧之致鼠。生池泽。

《名医》曰：生伊洛诸水中。取无时。

【按】《说文》云：蟹，有二敖八足旁行，非蛇鳝之穴无所庇。或作鳙，蜋蟹也。《荀子·劝学》篇云：蟹，六跪而二螯，非蛇蟺①之穴无所寄托。《广雅》云：蜅蟹，蜋也。《尔雅》云：蝂蜸，小者蟧。郭璞云：或曰即蛫蛫也，似蟹而小。

柞蝉

味咸，寒。主小儿惊痫，夜啼，癫病，寒热。生杨柳上。

《名医》曰：五月采，蒸干之。

【按】《说文》云：蝉以旁鸣者，蜩蝉也。《广雅》云：蛜蛄，蝉也；复育，蜕也。旧作蚱蝉。《别录》云：蚱者，鸣蝉也。壳，

---

① 蟺：通“鳝”。

一名榹蝉，又名伏蜱。按：蚱，即柞字。《周礼·考工记》云：
侈则柞。郑玄云：柞，读为咋咋然之咋，声大外也。《说文》云：
諎，大声也，音同柞。今据作柞。柞蝉，即五月鸣蜩之蜩。《夏
小正》云：五月良蜩鸣。《传》：蜋蜩也，五采具。《尔雅》云：
蜩，蜋蜩。《毛诗》云：如蜩。《传》云：蜩，蝉也。《方言》云：
楚，谓之蜩；宋卫之间，谓之螗蜩；陈郑之间，谓之蜋蜩；秦
晋之间，谓之蝉；海岱之间，谓之崎。《论衡》云：蝉，生于复
育，开背而出。而《玉篇》云：蚱蝉，七月生。陶弘景音蚱作筰，
云痄蝉，是为《月令》之寒蝉,《尔雅》所云蜺也。唐本注非之。

蛴螬

味咸，微温。主恶血，血瘀《御览》作血瘕，痹气，破折，
血在胁下坚满痛，月闭，目中淫肤，青翳白膜。一名蟦蛴。生
平泽。

《名医》曰：一名蟹齐，一名敦齐。生河内人家积粪草中。
取无时。反行者良。

【按】《说文》云：齌，齌蠹也；蝤，蝤齌也；蝎，蝤齌也。
《广雅》云：蛭蛒，蝚蠰，地蚕，蠢蟦，蟦蛴。《尔雅》云：蟦，
蛴螬。郭璞云：在粪土中。又：蝤蛴，蝎。郭璞云：在木中。
今虽通名蝎，所在异。又：蝎，蛣掘。郭璞云：木中蠹虫。蝎，
桑蠹。郭璞云：即拮掘。《毛诗》云：领如蝤蛴。《传》云：蝤
蛴，蝎虫也。《方言》云：蠀螬，谓之蟦。自关而东，谓之蝤蛴，
或谓之蝚蠰，或谓之蝖蟹；梁益之间，谓之蛒，或谓之蝎，或
谓之蛭蛒；秦晋之间，谓之蠹，或谓之天蝼。《列子·天瑞》篇
云：乌足根为蛴螬。《博物志》云：蛴螬以背行，快于足用。《说

文》无蟥字，当借埋为之，声相近，字之误也。

乌贼鱼骨

味咸，微温。主女子漏下赤白经汁，血闭，阴蚀肿痛，寒热癥瘕，无子。生池泽。

《名医》曰：生东海。取无时。

【按】《说文》云：鰂，乌鰂，鱼名，或作鲗。左思赋有乌贼。刘逵注云：乌贼鱼，腹中有墨。陶弘景云：此是鸕乌所化作，今其口脚具存，犹相似尔。

白僵蚕

味咸。主小儿惊痫，夜啼，去三虫，灭黑䵟，令人面色好，男子阴疡病。生平泽。

《名医》曰：生颍川。四月取自死者。

【按】《说文》云：蚕，任丝也。《淮南子·说林训》云：蚕，食而不饮，二十二日而化。《博物志》云：蚕三化，先孕而后交。不交者，亦生子，子后为蛪，皆无眉目，易伤，收采亦薄。《玉篇》作蠶蚕，正当为僵，旧作殭，非。

鮀鱼甲

味辛，微温，主心腹癥瘕，伏坚，积聚，寒热，女子崩中，下血五色，小腹阴中相引痛，创疥，死肌。生池泽。

《名医》曰：生南海。取无时。

【按】《说文》云：鳝，鱼名，皮可为鼓。鼍，水虫似蜥蜴，长大。陶弘景云：鲍，即鼍甲也。

樗鸡

味苦，平，主心腹邪气，阴痿，益精，强志，生子，好色，补中轻身。生川谷。

《名医》曰：生河内樗树上。七月采，暴干。

【按】《广雅》云：樗鸠，樗鸡也。《尔雅》云：螒，天鸡。李巡云：一名酸鸡。郭璞云：小虫，黑身赤头，一名莎鸡，又曰樗鸡。《毛诗》云：六月莎鸡振羽。陆玑云：莎鸡，如蝗而斑色，毛翅数重，其翅正赤，或谓之天鸡。六月中，飞而振羽，索索作声。幽州谓之蒲错是也。

活蝓

味咸，寒。主贼风喎僻，轶筋及脱肛，惊痫，挛缩。一名陵蠡。生池泽。

《名医》曰：一名土蜗，一名附蜗。生大山及阴地沙石垣下。八月取。

【按】《说文》云：蝓，虒蝓也。蠃，一名虒蝓《广雅》云：蠡蠃，蜗牛，蠕蝓也。《中山经》云：青要之山，是多仆累。郭璞云：仆累，蜗牛也。《周礼》：鳖人，祭祀供蠃。郑云：蠃，蠕蝓。《尔雅》云：蚹蠃，蠕蝓。郭璞云：即蜗牛也。《名医》又别出蜗牛条，非。旧作蛞，《说文》所无。据《玉篇》云蛞蛞东，知即活东异文，然则当为活。

石龙子

味咸，寒。主五癃，邪结气，破石淋，下血，利小便水道。一名蜥易。生川谷。

《吴普》曰：石龙子，一名守宫，一名石蜴，一名石龙子。《御览》。

《名医》曰：一名山龙子，一名守宫，一名石蜴。生平泽及荆山石间。五月取，著石上，令干。

【按】《说文》云：蜥，虫之蜥易也。易，蜥易，蝘蜓，守宫也，象形。蝘，在壁曰蝘蜓，在草曰蜥易，或作蝘。蚖，荣蚖，蛇医，以注①鸣者。《广雅》云：蛤解，蠦蛆，蚵蟗，蜥蜴也。《尔雅》云：蝾螈，蜥蜴；蜥蜴，蝘蜓；蝘蜓，守宫也。《毛诗》云：胡为虺蜴。《传》云：蜴，螈也。陆玑云：虺蜴，一名蝾螈，蜴也，或谓之蛇医，如蜥蜴，青绿色，大如指，形状可恶。《方言》云：守宫，秦晋、西夏谓之守宫，或谓之蠦蛆，或谓之蜥易，其在泽中者，谓之蜥蜴；南楚谓之蛇医，或谓之蝾螈；东齐、海岱谓之蝾蝾；北燕谓之祝蜓；桂林之中，守宫大而能鸣者，谓之蛤解。

木虻

味苦，平。主目赤痛，眦伤泪出，瘀血，血闭，寒热酸惭，无子。一名魂常。生川泽。

《名医》曰：生汉中。五月取。

---

① 注：鸟类或昆虫的嘴。通"喙"。

【按】《说文》云：蝱，啮人飞虫。《广雅》云：蟗蟗，蝱也。此省文。《淮南子·齐俗训》云：水蛊，为蟁蟁。高诱云：青蛉也。又《说山训》云：虻，散积血。

蜚虻

味苦，微寒。主逐瘀血，破下血积，坚痞癥瘕，寒热，通利血脉及九窍。生川谷。

《名医》曰：生江夏。五月取。腹有血者良。

蜚廉

味咸，寒。主血瘀《御览》引云：逐下血，癥坚，寒热，破积聚，喉咽痹，内寒无子。生川泽。

《吴普》曰：蜚廉虫，神农、黄帝云：治妇人寒热。《御览》。

《名医》曰：生晋阳及人家屋间。立秋采。

【按】《说文》云：蜚，卢蜚也。蜰，臭虫，负蠜也。蠜，阜蠜也。《广雅》云：飞蟅，飞蠊也。《尔雅》云：蜰，蠦蜰。郭璞云：即负盘臭虫。唐本注云：汉中人食之下气，名曰石姜，一名卢蜰，一名负盘。旧作蠊，据邢昺疏引此作廉。

䗪①虫

味咸，寒。主心腹寒热洗洗，血积癥瘕，破坚，下血闭，

---

① 䗪：原误作䗪，据大成本改。

生子大良。一名地鳖。生川泽。

《吴普》曰：䗪虫，一名土鳖。《御览》。

《名医》曰：一名土鳖。生河东及沙中，人家墙壁下，土中湿处。十月，暴干。

【按】《说文》云：蟅虫，属蟊，䖥蟊也。《广雅》云：负蟠，蟅也。《尔雅》云：草虫，负蟠。郭璞云：常羊也。《毛诗》云：喓喓草虫。《传》云：草虫，常羊也。陆玑云：小大长短如蝗也。奇音，青色，好在茅草中。

伏翼

味咸，平。主目瞑，明目，夜视有精光。久服令人熹①乐，媚好无忧。一名蝙蝠。生川谷。旧在禽部，今移。

《吴普》曰：伏翼，或生人家屋间。立夏后，阴干，治目冥，令人夜视有光。《艺文类聚》。

《名医》曰：生太山及人家屋间。立夏后采，阴干。

【按】《说文》云：蝙，蝙蝠也；蝠，蝙蝠，服翼也。《广雅》云：伏翼，飞鼠，仙鼠，蚗蠟也。《尔雅》云：蝙蝠，服翼。《方言》云：蝙蝠，自关而东，谓之伏翼，或谓之飞鼠，或谓之老鼠，或谓之仙鼠；自关而西，秦陇之间，谓之蝙蝠；北燕谓之蟙蠟。李当之云：即天鼠。

上虫鱼中品一十七种，旧十六种，考禽部伏翼宜入此。

---

① 熹：大成本作"喜"。

梅实

味酸，平。主下气，除热烦满，安心，肢体痛，偏枯不仁，死肌，去青黑志，恶疾。生川谷。

《吴普》曰：梅实《大观本草》作核，明目，益气《御览》，不饥。《大观本草》引《吴氏本草》。

《名医》曰：生汉中。五月采，火干。

【按】《说文》云：䕩，干梅之属，或作㯈。某，酸果也，以梅为柟。《尔雅》云：梅柟。郭璞云：似杏，实酢。是以某注梅也。《周礼》：笾人馈食，笾，其实干䕩。郑云：干䕩，干梅也。有桃诸、梅诸，是其干者。《毛诗》疏云：梅暴为腊，羹臛齑中，人含之以香口。《大观本草》。

上果中品一种，旧同。

大豆黄卷

味甘，平。主湿痹，筋挛，膝痛。生大豆，涂痈肿，煮汁饮，杀鬼毒，止痛。赤小豆，主下水，排痈肿脓血。生平泽。

《吴普》曰：大豆黄卷，神农、黄帝、雷公，无毒。采无时。去面䵟。得前胡、乌喙、杏子、牡历、天雄、鼠屎，共蜜和，佳。不欲海藻、龙胆。此法，大豆初出黄土芽是也。生大豆，神农、岐伯，生熟寒。九月采。杀乌头毒，并不欲元参。赤小豆，神农、黄帝，咸；雷公，甘。九月采。《御览》。

《名医》曰：生大山。九月采。

【按】《说文》云：尗，豆也，象豆生之形也；荅，小尗也；藿，椒之少也。《广雅》云：大豆，尗也；小豆，荅也；豆角，谓之荚；其叶，谓之藿。《尔雅》云：戎叔谓之荏叔。孙炎云：大豆也。

粟米

味咸，微寒。主养肾气，去胃、脾中热，益气。陈者，味苦，主胃热，消渴，利小便。《大观本草》作黑字，据《吴普》增。

《吴普》曰：陈粟，神农、黄帝，苦，无毒。治脾热，渴。粟，养肾气。《御览》。

【按】《说文》云：粟①，嘉谷实也。孙炎注《尔雅》粢稷云粟也，今关中人呼小米为粟米，是。

黍米

味甘，温。主益气，补中，多热，令人烦。《大观本》作黑字，据《吴普》增。

《吴普》曰：黍，神农，甘，无毒。七月取，阴干。益中补气。《御览》。

【按】《说文》云：黍，禾属而黏者。以大暑而种，故谓之黍。孔子曰：黍，可为酒，禾入水也。《广雅》云：粢，黍稻，其采谓之禾。《齐氏要术》引《氾胜之书》曰：黍，忌丑。又曰：黍，生于巳，壮于酉，长于戌，老于亥，死于丑，恶于丙午，忌于丑寅卯。按：黍，即糜之种也。

---

① 粟：原作"栗"，据大成本改。

上米谷中品三种，旧二种，大、小豆为二，无粟米、黍米，今增。

蓼实

味辛，温。主明目，温中，耐风寒，下水气，面目浮肿，痈疡。马蓼，去肠中蛭虫，轻身。生川泽。

《吴普》曰：蓼实，一名天蓼，一名野蓼，一名泽蓼。《艺文类聚》。

《名医》曰：生雷泽。

【按】《说文》云：蓼，辛菜，蔷虞也。蔷，蔷虞，蓼。《广雅》云：荭，茏，蕢，马蓼也。《尔雅》云：蔷虞，蓼。郭璞云：虞蓼，泽蓼。又：荭，茏古。其大者蘬①。郭璞云：俗呼荭草为茏鼓，语转耳。《毛诗》云：隰有游龙。《传》云：龙，红草也。陆玑云：一名马蓼，叶大而赤色，生水中，高丈余。又：以薅荼蓼。《传》云：蓼，水草也。

葱实

味辛，温。主明目，补中不足。其茎可作汤，主伤寒寒热，出汗，中风，面目肿。薤，味辛，温。主金创，创败，轻身，不饥，耐老。生平泽。

《名医》曰：生鲁山。

【按】《说文》云：薤，菜也，叶似韭。《广雅》云：韭，薤，

---

① 蘬：原作"归"，据《尔雅·释草》改。

荞，其华谓之菁。《尔雅》云：薞，鸿荟。郭璞云：即薞菜也。又：
劲山，薞。陶弘景云葱、薞异物，而今共条，《本经》既无韭，
以其同类故也。

水苏

味辛，微温。主下气，辟口臭，去毒，辟恶。久服通神明，
轻身，耐老。生池泽。

《吴普》曰：芥蒩，一名水苏，一名劳祖。《御览》。

《名医》曰：一名鸡苏，一名劳祖，一名芥蒩，一名芥苴。
生九真，七月采。

【按】《说文》云：苏，桂荏也。《广雅》云：芥蒩，水苏
也。《尔雅》云：苏，桂荏。郭璞云：苏，荏类，故名桂荏。《方
言》云：苏，亦荏也。关之东西，或谓之苏，或谓之荏；周郑
之间，谓之公蕡；沅湘之南，谓之䔌，其小者，谓之䔎菜。按：
䔎菜，即香薷也，亦名香菜。《名医》别出香薷条，非。今紫苏、
薄荷等，皆苏类也。《名医》俱别出之。

上菜中品三种，旧四种，考葱实，宜与薞同条，今并。假
苏，宜入草部。

卷三 下经

下药一百二十五种为左①使，主治病以应地。多毒，不可久服。欲除寒热邪气，破积聚，愈疾者，本下经。

石灰　礜石　铅丹　粉锡锡镜鼻②　代赭石③　戎盐　白垩　冬灰　青琅玕

上玉石下品八种④，旧一十二种。

附子　乌头　天雄　半夏　虎掌　鸢尾　大黄　亭历　桔梗　莨荡子　草蒿　旋覆⑤花　藜芦　钩吻　射干　蛇合　恒山　蜀漆　甘遂　白敛　青葙子　藿菌　白及　大戟　泽漆　茵芋　贯众　荛华　牙子　羊踯躅　商陆　羊蹄　蓄　狼毒　白头翁　鬼臼　羊桃　女青　连翘　闾茹⑥　乌韭　鹿藿　蚤休　石长生　陆英　荩草　牛扁　夏枯草　芫华

上草下品四十九种，旧四十八种。

巴豆　蜀菽　皁荚　柳华⑦　楝实　郁李仁　莽草　雷

---

① 左：辅佐，帮助。后作"佐"。

② 粉锡锡镜鼻：正文作"粉锡"。

③ 代赭石：正文作"代赭"。

④ 八种：实为九种。

⑤ 覆：正文作"复"。

⑥ 闾茹：正文作"兰茹"。

⑦ 华：正文作"花"。

丸　桐叶　梓白皮　石南　黄环　溲疏　鼠李　药实根　栾

华　蔓茮①

上木下品一十七种，旧一十八种。

豚卵　麋脂　鼺鼠　六畜毛蹄甲

上兽下品四种，旧同。

虾蟆　马刀　蛇蜕　邱蚓　蠮螉　吴蚣　水蛭　班苗　贝

子　石蚕　雀瓮　蜣蜋②　蝼蛄　马陆　地胆　鼠妇　荧

火　衣鱼

上虫鱼下品一十八种，旧同。

桃核仁　杏核仁

上木下品二种，旧同。

腐婢

上米谷下品一种，旧同。

苦瓠　水靳

上菜下品二种，旧同。

彼子

上一种，未祥。

序例白字

佚文

附《吴普本草》　诸药制使

石灰

味辛，温。主疽疡，疥瘙，热气，恶创，癞疾，死肌，堕

---

① 茮：正文作"椒"。茮，同"椒"。
② 蜋：正文作"蜋"。蜋，同"蜋"。

眉，杀痔虫，去黑子息肉。一名恶灰。生山谷。

《名医》曰：一名希灰。生中山。

【按】恶灰，疑当为垩灰。希、石，声之缓急。

礜石

味辛，大热。主寒热，鼠瘘，蚀创，死肌，风痹，腹中坚。一名青分石，一名立制石，一名固羊石。《御览》引云：除热，杀百兽。《大观》本作黑字。出山谷。

《吴普》曰：白礜石，一名鼠乡。神农、岐伯，辛，有毒；桐君，有毒；黄帝，甘，有毒。李氏云：或生魏兴，或生少室。十二月采《御览》引云：一名太白，一名泽乳，一名食盐。又云：李氏，大寒，主温热。

《名医》曰：一名白礜石，一名太白石，一名泽乳，一名食盐。生汉中及少室。采无时。

【按】《说文》云：礜，毒石也。出汉中。《西山经》云：皋涂之山，有白石焉，其名曰礜，可以毒鼠。《范子计然》云：礜石，出汉中。色白者善。《淮南子·地形训》云：白礜，九百岁，生白礜。高诱云：白礜，礜石也。又《说林训》云：人食礜石而死，蚕食之而肥。高诱云：礜石出阴山。一曰能杀鼠。按：《西山经》云毒鼠，即治鼠瘘也。

铅丹

味辛，微寒，主上《御览》引作吐下，云久服成仙逆胃反，惊痫癫疾，除热下气。炼化还成九光。久服通神明。生平泽。

《名医》曰：一名铅华。生蜀郡。

【按】《说文》云：铅，青金也。陶弘景云：即今熬铅所作黄丹也。

粉锡

味辛，寒。主伏尸毒螫，杀三虫。一名解锡。锡镜鼻，主女子血闭，癥瘕，伏肠，绝孕。生山谷。旧作二种，今并。

《名医》曰：生桂阳。

【按】《说文》云：锡，银、铅之间也。

代赭

味苦，寒。主鬼注，贼风，蛊毒，杀精物恶鬼，腹中毒邪气，女子赤沃漏下。一名须丸。生山谷。

《名医》曰：一名血师。生齐国。赤红青色，如鸡冠，有泽。染爪甲不渝者良。采无时。

【按】《说文》云：赭，赤土也。《北山经》云：少阳之山，其中多美赭。《管子·地数》篇云：山上有赭者，其下有铁。《范子计然》云：石赭，出齐郡，赤色者善；蜀赭，出蜀郡。据《元和郡县志》云，少阳山在交城县，其地近代也。

戎盐

主明目、目痛，益气，坚肌骨，去毒蛊。大盐，令人吐。《御览》引云：主肠胃结热。《大观》本作黑字。卤盐，味苦，寒，主大热，消渴狂烦，除邪及下蛊毒，柔肌肤。《御览》引云：一名寒石，明目益气。**生池泽**。旧作三种，今并。

《名医》曰：戎盐，一名胡盐。生胡盐山，及西羌、北地、酒泉、福禄城东南角。北海，青；南海，赤。十月采。大盐，生邯郸，又河东。卤盐，生河东盐池。

【按】《说文》云：盐，咸也。古者宿沙初作煮海盐。卤，西方咸地也。从西省，象盐形，安定有卤县。东方，谓之斥；西方，谓之卤盐。河东盐池，袤五十一里，广七里，周百十六里。《北山经》云：景山南望，盐贩之泽。郭璞云：即解县盐池也，今在河东猗氏县。按：在山西安邑运城。

白垩

味苦，温。主女子寒热，癥瘕，目闭，积聚。生山谷。

《吴普》曰：白垩，一名白蟮。《一切经音义》。

《名医》曰：一名白善。生邯郸。采无时。

【按】《说文》云：垩，白涂也。《中山经》云：葱聋之山，是多白垩。

冬灰

味辛，微温。主黑子，去疣、息肉、疽蚀、疥瘙。一名藜灰。生川泽。

《名医》曰：生方谷。

青琅玕

味辛，平。主身痒，火创，痈伤，疥瘙，死肌。一名石珠。生平泽。

《名医》曰：一名青珠。生蜀郡。采无时。

【按】《说文》云：琅玕，似珠者，古文作玕。《禹贡》云：雍州贡璆琳琅玕。郑云：琅玕，珠也。

上玉石下品九种，旧十二种，粉锡、锡镜鼻为二，戎盐、大盐、卤盐为三，非，考当各为一。

附子

味辛，温。主风寒咳逆邪气，温中，金创，破癥坚积聚，血瘕，寒湿，踒《御览》作痿躄拘挛，膝痛不能行步。《御览》引云：为百药之长。《大观》本作黑字。生山谷。

《吴普》曰：附子，一名莨。神农，辛；岐伯、雷公，甘，有毒；李氏，苦，有毒，大温。或生广汉。八月采。皮黑，肥白《御览》。

《名医》曰：生犍为及广汉。冬月采为附子，春采为乌头。《御览》。

【按】《范子计然》云：附子，出蜀武都。中白色者善。

乌头

味辛，温。主中风，恶风洗洗，出汗，除寒湿痹，咳逆上气，破积聚、寒热。其汁，煎之，名射罔，杀禽兽。一名奚毒，一名即子，一名乌喙。生山谷。

《吴普》曰：乌头，一名茛，一名千狄，一名毒公，一名卑负《御览》作果负，一名耿子。神农、雷公、桐君、黄帝，甘，有毒。正月始生，叶厚，茎方，中空，叶四四相当，与蒿相似。又云：乌喙，神农、雷公、桐君、黄帝，有毒；李氏，小寒。十月采。形如乌头，有两岐相合，如乌之喙，名曰乌喙也。所畏、恶、使，尽与乌头同。又：茵子，一名茛。神农、岐伯，有大毒；李氏，大寒。八月采，阴干。是附子角之大者，畏、恶与附子同。《御览》《大观》本节文。

《名医》曰：生朗陵。正月、二月采，阴干。长三寸以上，为天雄。

【按】《说文》云：茵，乌喙也。《尔雅》云：芨，堇草。郭璞云：即乌头也。江东呼为堇。《范子计然》云：乌头，出三辅，中白者善。《国语》云：骊姬置堇于肉。韦昭云：堇，乌头也。《淮南子·主术训》云：莫凶于鸡毒。高诱云：鸡毒，乌头也。按：鸡毒，即奚毒；即子，即茵子、侧子也。《名医》别出侧子条，非。

天雄

味辛，温，主大风，寒湿痹，历节痛，拘挛缓急，破积聚，邪气，金创，强筋骨，轻身健行。一名白幕。《御览》引云：长阴气，强志，令人武勇，力作不倦。《大观》本作黑字。生山谷。

《名医》曰：生少室。二月采根，阴干。

【按】《广雅》云：蘵，奚毒，附子也。一岁为茵子，二岁为乌喙，三岁为附子，四岁为乌头，五岁为天雄。《淮南子·缪称训》云：天雄，乌喙，药之凶毒也。良医以活人。

半夏

味辛，平。主伤寒寒热，心下坚，下气，喉咽肿痛，头眩，胸胀，咳逆，肠鸣，止汗。一名地文，一名水玉。以上八字，原本黑字。生川谷。

《吴普》曰：半夏，一名和姑。生微邱，或生野中。叶三三相偶，二月始生，白华，圆上。《御览》。

《名医》曰：一名示姑。生槐里。五月、八月采根，暴干。

【按】《月令》云：二月半夏生。《范子计然》云：半夏，出三辅。色白者善。《列仙传》云赤松子服水玉以教神农，疑即半夏别名。

虎掌

味苦，温。主心痛寒热，结气，积聚，伏梁，伤筋，痿，拘缓，利水道。生山谷。

《吴普》曰：虎掌，神农、雷公，苦，无毒；岐伯、桐君，辛，有毒。立秋九月采之。《御览》引云：或生太山，或宛朐。

《名医》曰：生汉中及宛句。二月、八月采，阴干。

【按】《广雅》云：虎掌，瓜属也。

鸢尾

味苦，平。主蛊毒邪气，鬼注，诸毒，破癥瘕积聚，去水，下三虫。生山谷。

《吴普》曰：鸢尾，治蛊毒。《御览》。

《名医》曰：一名乌园。生九疑山。五月采。

【按】《广雅》云：鸢尾，乌蓲，射干也。疑当作：鸢尾，乌园也；乌蓲，射干也。是二物。唐本注云：与射干全别。

大黄

味苦，寒。主下瘀血，血闭，寒热，破癥瘕积聚，留饮宿食，荡涤肠胃，推陈致新，通利水谷《御览》此下有道字，调中化食，安和五脏，生山谷。

《吴普》曰：大黄，一名黄良，一名火参，一名肤如。神农、雷公，苦，有毒；扁鹊，苦，无毒；李氏，小寒，为中将军。或生蜀郡北部，或陇西。二月始生，花黄赤叶，四四相当，黄茎高三尺许；三月，花黄；五月，实黑。三月采根，根有黄汁，切，阴干。《御览》。

《名医》曰：一名黄良。生河西及陇西。二月、八月采根，火干。

【按】《广雅》云：黄良，大黄也。

亭历 旧作葶苈，《御览》作亭历

味辛，寒，主癥瘕，积聚，结气，饮食寒热，破坚。一名大室，一名大适。生平泽及田野。

《名医》曰：一名下历，一名蕈蒿。生藁城。立夏后采实，阴干。得酒良。

【按】《说文》云：葶，亭历也。《广雅》云：狗荠、大室，亭苈也。《尔雅》云：葶，亭历。郭璞云：实、叶皆似芥。《淮南子·缪称训》云：亭历愈张。《西京杂记》云：亭历，死于盛夏。

桔梗

味辛，微温。主胸胁痛如刀刺，腹满，肠鸣幽幽，惊恐悸气。《御览》引云：一名利如。《大观》本作黑字。**生山谷。**

《吴普》曰：桔梗，一名符扈，一名白药，一名利如，一名梗草，一名卢如。神农、医和，苦，无毒；扁鹊、黄帝，咸；岐伯、雷公，甘，无毒；李氏，大寒。叶如荠苨，茎如笔管，紫赤。二月生。《御览》。

《名医》曰：一名利如，一名房图，一名白药，一名梗草，一名荠苨。生嵩高及宛句。二、八月采根，暴干。

【按】《说文》云：桔，桔梗，药名。《广雅》云：犁如，桔梗也。《战国策》云：今求柴胡、桔梗于沮泽，则累世不得一焉，及之睪黍、梁父之阴，则郄车而载耳。《尔雅》云：苨，菧苨。郭璞云：荠苨。据《名医》云是此别名，下又出荠苨条，非，然陶弘景亦别为二矣。

莨荡子

味苦，寒。主齿痛出虫，肉痹拘急，使人健行，见鬼。多食令人狂走。久服轻身，走及奔马，强志，益力，通神。一名横唐。生川谷。

《名医》曰：一名行唐。生海滨及雍州。五月采子。

【按】《广雅》云：蒸萍，阆荡也。陶弘景云：今方家多作狼蓍。旧作蓉。按：《说文》无蓉、蓍字。《史记·淳于意传》云：菑川王美人怀子而不乳，饮以莨蓎药一撮。《本草图经》引作浪荡，是。

草蒿

味苦，寒。主疥瘙，痂痒，恶创，杀虱，留热在骨节间，明目。一名青蒿，一名方溃。生川泽。

《名医》曰：生华阴。

【按】《说文》云：蒿，菣也；菣，香蒿也，或作蔇。《尔雅》云：蒿，菣。郭璞云：今人呼青蒿香中炙①啖者为菣。《史记·司马相如传》：菴䕡。注《汉书音义》曰：菴䕡，蒿也。陶弘景云：即今青蒿。

旋复花

味咸，温。主结气，胁下满，惊悸，除水，去五脏间寒热，补中下气。一名金沸草，一名盛椹。生川谷。

《名医》曰：一名戴椹。生平泽。五月采花，日干，二十日成。

【按】《说文》云：覆，盗庚也。《尔雅》云：覆，盗庚。郭璞云：旋复似菊。

---

① 炙：大成本作"灸"。

藜芦 _{《御览》作梨芦}

味辛，寒。主蛊毒，咳逆，泄利肠澼，头疡疥瘙，恶创，杀诸蛊毒，去死肌。一名葱苒。生山谷。

《吴普》曰：藜芦，一名葱葵，一名丰芦，一名蕙葵《御览》引云：一名山葱，一名公苒。神农、雷公，辛，有毒；《御览》引云：黄帝，有毒。岐伯，咸，有毒；李氏，大寒，大毒；扁鹊，苦，有毒，寒。大叶，根小相连。《御览》引云：二月采根。

《名医》曰：一名葱菼，一名山葱。生太山。三月采根，阴干。

【按】《广雅》云：藜芦，葱葥也。《范子计然》云：藜芦，出河东。黄白者善。《尔雅》云：茖，山葱。疑非此。

钩吻 _{《御览》作肳}

味辛，温。主金创，乳痉，中恶风，咳逆上气，水肿，杀**鬼注**旧作疰，《御览》作注，是**蛊毒**。一名野葛。生山谷。

《吴普》曰：秦，钩肳，一名毒根，一名野葛。神农，辛；雷公，有毒，杀人。生南越山，或益州。叶如葛，赤茎大如箭，方，根黄。或生会稽东冶①。正月采。《御览》。

《名医》曰：生傅高山及会稽东野。

【按】《广雅》云：茛，钩吻也。《淮南子·说林训》云：蝮蛇螫人，傅以和堇则愈。高诱云：和堇，野葛，毒药。《博物志》云：钩吻毒，桂心、葱叶沸解之。陶弘景云：或云钩吻是毛茛。沈括《补笔谈》云：闽中人呼为吻莽，亦谓之野葛，岭南人谓

---

① 东冶：原误作"东治"。东汉时会稽郡领十五县，东冶乃其一。

之胡蔓，俗谓之断肠草。此草，人间至毒之物，不入药用。恐《本草》所出别是一物，非此钩吻也。

射干

味苦，平。主咳逆上气，喉痹咽痛不得消息，散急气，腹中邪逆，食饮大热。一名乌扇，一名乌蒲。生川谷。

《吴普》曰：射干，一名黄远也。《御览》。

《名医》曰：一名乌翣，一名乌吹，一名草姜。生南阳田野。三月三日采根，阴干。

【按】《广雅》云：鸢尾，乌萐，射干也。《荀子·劝学》篇云：西方有木焉，名曰射干，茎长四寸。《范子计然》云：射干根如口口口安定。

蛇合 原注云：合是含字

味苦，微寒。主惊痫，寒热邪气，除热，金创，疽痔，鼠瘘，恶创，头疡。一名蛇衔。生山谷。

《名医》曰：生益州。八月采，阴干。

【按】《本草图经》云：或云是雀瓢，即是萝摩之别名。据陆玑云芄兰一名萝摩，幽州谓之雀瓢，则即《尔雅》蘿，芄兰也。《唐本草》别出萝摩条，非。又见女青。

恒山 旧作常山，《御览》作恒山，是

味苦，寒。主伤寒寒热，热发温疟，鬼毒，胸中痰结，吐

逆。一名互草。生川谷。

《吴普》曰：恒山，一名漆叶。神农、岐伯，苦；李氏，大寒；桐君，辛，有毒。二月、八月采。

《名医》曰：生益州及汉中。八月采根，阴干。

【按】《后汉书·华佗传》云：佗授以漆叶青黏散：漆叶屑一斗，青黏十四两，以是为率，言久服去三虫，利五脏，轻体，使人头不白。

蜀漆

味辛，平。主疟及咳逆寒热，腹中癥坚，痞结，积聚，邪气，蛊毒，鬼注旧作疰，《御览》作蛀。**生川谷。**

《吴普》曰：蜀漆叶，一名恒山。神农、岐伯、雷公，辛，有毒；黄帝，辛；一经，酸。如漆叶、蓝菁相似，五月采。《御览》。

《名医》曰：生江陵山及蜀汉中。常山苗也。五月采叶，阴干。

【按】《广雅》云：恒山，蜀漆也。《范子计然》云：蜀漆，出蜀郡。

甘遂

味苦，寒。主大腹疝瘕，腹满，面目浮肿，留饮宿食，破癥坚积聚，利水谷道。一名主田。生川谷。

《吴普》曰：甘遂，一名主田，一名白泽，一名重泽，一名鬼丑，一名陵藁，一名甘藁，一名甘泽。神农、桐君，苦，有毒；歧伯、雷公，有毒。须二月、八月采。《御览》。

《名医》曰：一名甘藁，一名陵藁，一名陵泽，一名重泽。生中山，二月采根，阴干。

【按】《广雅》云：陵泽，甘遂也。《范子计然》云：甘遂，出三辅。

白敛

味苦，平。主痈肿疽创，散结气，止痛除热，目中赤，小儿惊痫，温疟，女子阴中肿痛。一名兔核[①]，一名白草。生山谷。

《名医》曰：名白根，名崑蒍。生衡山。二月、八月采根，暴干。

【按】《说文》云：莶，白莶也，或作蔹。《毛诗》云：蔹蔓于野。陆玑疏云：蔹，似栝楼，叶盛而细，其子正黑，如燕薁，不可食也。幽人谓之乌服，其茎、叶煮以哺牛，除热。《尔雅》云：萰，菟荄。郭璞云：未详。据《玉篇》云萰白蔹也，《经》云一名菟核，核与荄声相近，即此矣。

青葙子

味苦，微寒。主邪气，皮肤中热，风瘙身痒，杀三虫。子，名草决明，疗唇口青。一名草蒿，一名萋蒿。生平谷。

《名医》曰：生道傍。三月三日采茎、叶，阴干；五月六日采子。

【按】《魏略》云：初平山有青牛先生，常服青葙子。葙，当作箱字。

---

① 兔核：原作"免核"，据大成本改。

蘿菌

味咸，平。主心痛，温中，去长虫、白疣、蛲虫、蛇螫毒，癥瘕，诸虫。一名蘿芦，生池泽。

《名医》曰：生东海及渤海章武。八月采，阴干。

【按】《尔雅》云：渍灌，芢芝。《文选》注引作菌。《声类》云：渍灌，芢芝也。疑即此灌菌，或一名渍，一名芝，未敢定之。

白及 《御览》作芨

味苦，平。主痈肿恶创，败疽，伤阴，死肌，胃中邪气，贼风鬼击，痱缓不收。一名甘草，一名连及草。生川谷。

《吴普》曰：神农，苦；黄帝，辛；李氏，大寒；雷公，辛，无毒。茎叶似生姜、藜芦。十月花，直上，紫赤，根白连。二月、八月、九月采。

《名医》曰：生北山及冤句，及越山。

【按】《隋羊公服黄精法》云：黄精，一名白及。亦为黄精别名。今《名医》别出黄精条。

大戟

味苦，寒。主蛊毒、十二水，肿满急痛，积聚，中风，皮肤疼痛，吐逆。一名卭钜。按：此无生川泽三字者，古或与泽漆为一条。

《名医》曰：生常山。十二月采根，阴干。

【按】《尔雅》云：荞，卭钜。郭璞云：今药草大戟也。《淮南子·缪称训》云：大戟去水。

泽漆

味苦，微寒。主皮肤热，大腹，水气，四肢面目浮肿，丈夫阴气不足。生川泽。

《名医》曰：一名漆茎，大戟苗也。生太山。三月三日、七月七日采茎叶，阴干。

【按】《广雅》云：黍茎，泽漆也。

茵芋

味苦，温。主五脏邪气，心腹寒热，羸瘦如疟状，发作有时，诸关节风湿痹痛。生川谷。

《吴普》曰：茵芋，一名卑共。微温，有毒。状如莽草而细软。《御览》。

《名医》曰：一名莞草，一名卑共。生太山。三月三日采叶，阴干。

贯众

味苦，微寒。主腹中邪热气，诸毒，杀三虫。一名贯节，一名贯渠，一名百头《御览》作白，一名虎卷，一名扁符。生山谷。

《吴普》曰：贯众，一名贯来，一名贯中，一名渠母，一名贯钟，一名伯芹，一名药藻，一名扁符，一名黄钟。神农、岐伯，苦，有毒；桐君、扁鹊，苦；一经，甘，有毒；黄帝，咸，酸；一经，苦，无毒。叶黄，两两相对；茎黑，毛聚生。冬夏不老。四月花，八月实黑，聚相连卷，旁行生。三月、八月采根，五月采叶。《御览》。

《名医》曰：一名伯萍，一名药藻。此谓草鸱头。生元山及冤句、少室山。二月、八月采根，阴干。

【按】《说文》云：芇，草也。《广雅》云：贯节，贯众也。《尔雅》云：泺，贯众。郭璞云：叶圆锐，茎毛黑，布地，冬夏不死。一名贯渠。又上云：篇符止。郭璞云：未详。据《经》云一名扁符，即此也。《尔雅》当云：篇符，止泺，贯众。

莞花

味苦，平，寒。主伤寒温疟，下十二水，破积聚，大坚，癥瘕，荡涤肠胃中留癖饮食、寒热邪气，利水道。生川谷。

《名医》曰：生咸阳及河南中牟。六月采花，阴干。

牙子

味苦，寒。主邪气、热气，疥瘙，恶疡，创痔，去白虫。一名狼牙。生川谷。

《吴普》曰：狼牙，一名支兰，一名狼齿，一名犬牙，一名抱子。神农、黄帝，苦，有毒；桐君，或咸；岐伯、雷公、扁鹊，苦，无毒。生冤句。叶青，根黄赤，六月、七月花，八月实黑。正月、八月采根。《御览》。

《名医》曰：一名狼齿，一名狼子，一名犬牙。生淮南及冤句。八月采根，暴干。

【按】《范子计然》云：狼牙，出三辅。色白者善。

羊蹄躅

味辛，温。主贼风在皮肤中，淫淫痛，温疟，恶毒，诸痹。生川谷。

《吴普》曰：羊踯躅花，神农、雷公，辛，有毒。生淮南。治贼风恶毒，诸邪气。《御览》。

《名医》曰：一名玉支，生太行山及淮南山。三月采花，阴干。

【按】《广雅》云：羊蹄躅 [①]，芙光也。《古今注》云：羊踯躅花，黄羊食之则死，羊见之则踯躅分散，故名羊踯躅。陶弘景云：花苗似鹿葱。

商陆

味辛，平。主水张，疝瘕，痹，熨除痈肿，杀鬼精物。一名葛根，一名夜呼。生川谷。

《名医》曰：如人形者，有神。生咸阳。

【按】《说文》：葛草，枝枝相值，叶叶相当。《广雅》云：常蓼，马尾，蒏陆也。《尔雅》云：蓫薚，马尾。郭璞云：今关西亦呼为蓫，江东为当陆。《周易·夬》云：苋陆夬夬。郑玄云：苋陆，商陆也。盖薚，即葛俗字；商，即葛假音。

---

① 躅：原作"蠾"，据大成本改。

羊蹄

味苦，寒。主头秃，疥瘙，除热，女子阴蚀《御览》此四字作黑字。**一名东方宿，一名连虫陆，一名鬼目。生川泽。**

《名医》曰：一名蓄。生陈留。

【按】《说文》云：蓬，草也，读若蓄。蕫，蓄草也。芨，蓬草也。《广雅》云：蓬，羊蹄也。《毛诗》云：言采其蓬。笺云：蓬，牛蘸也。陆德明云：本又作蓄。陆玑云：今人谓之羊蹄。陶弘景云：今人呼秃菜，即是蓄音之讹。《诗》云：言采其蓄。按：陆英，疑即此草之花，此草一名连虫陆。又陆英，即蒴藋，一名堇也，亦苦寒。

萹蓄

味辛，平。主浸淫，疥瘙，疽痔，杀三虫。《御览》引云：一名篇竹。《大观》本黑字。**生山谷。**

《吴普》曰：萹蓄，一名蓄辩，一名萹蔓。《御览》。

《名医》曰：生东莱。五月采，阴干。

【按】《说文》云：萹，萹茿也；茿，萹茿也。薄，水萹。薄，读若督。《尔雅》云：竹，萹蓄。郭璞云：似小藜，赤茎节，好生道旁。可食，又杀虫。《毛诗》云：绿竹猗猗。《传》云：竹，萹竹也。《韩诗》薄云：薄，萹茿也。《石经》同。

狼毒

味辛，平。主咳逆上气，破积聚，饮食寒热，水气，恶创，鼠瘘，疽蚀，鬼精，蛊毒，杀飞鸟、走兽。一名续毒。生山谷。

《名医》曰：生秦亭及奉高。二月、八月采根，阴干。

【按】《广雅》云：狼毒也疑上脱续毒二字。《中山经》云：大騩之山有草焉，其状如蓍而毛，青花而白实，其名曰蔋，服之不夭，可以为腹病。

白头翁

味苦，温。主温疟，狂易，寒热，癥瘕，积聚，瘿气，逐血止痛，疗金疮。一名野丈人，一名胡王使者。生山谷。

《吴普》曰：白头翁，一名野丈人，一名奈河草。神农、扁鹊，苦，无毒。生嵩山川谷。破气狂寒热，止痛。《御览》。

《名医》曰：一名奈河草。生高山及田野。四月采。

【按】陶弘景云：近根处有白茸，状似人白头，故以为名。

鬼臼

味辛，温。主杀蛊毒，鬼注，精物，辟恶气不祥，逐邪，解百毒。一名爵犀，一名马目毒公，一名九臼。生山谷。

《吴普》曰：一名九臼，一名天臼，一名雀犀，一名马目公，一名解毒。生九真山谷及冤句。二月、八月采根。《御览》。

《名医》曰：一名天白，一名解毒。生九真及冤句。二月、八月采根。

羊桃

味苦，寒。主熛热，身暴赤色，风水积聚，恶疡，除小儿热。一名鬼桃，一名羊肠。生川谷。

《名医》曰：一名苌楚，一名御弋，一名铫弋。生山林及田野。二月采，阴干。

【按】《说文》云：苌，苌楚，铫弋，一名羊桃。《广雅》云：鬼桃、铫弋，羊桃也。《中山经》云：丰山多羊桃，状如桃而方，茎可以为皮张。《尔雅》云：长楚，铫芅[1]。郭璞云：今羊桃也，或曰鬼桃。叶似桃，花白，子如小麦，亦似桃。《毛诗》云：隰有苌楚。《传》云：苌楚，铫弋也。陆玑云：今羊桃是也，叶长而狭，花紫赤色，其枝茎弱，过一尺，引蔓于草上。今人以为汲灌，重而善没，不如杨柳也。近下根，刀切其皮，著热灰中，脱之，可韬笔管。

女青

味辛，平。主蛊毒，逐邪恶气，杀鬼温疟，辟不祥。一名雀瓢。《御览》作翾。

《吴普》曰：女青，一名霍由祗。神农、黄帝，辛。《御览》。

《名医》曰：蛇衔根也。生朱崖。八月采，阴干。

【按】《广雅》云：女青，乌葛也。《尔雅》云：藿，芄兰。

---

① 铫芅：原作"姚芅"，据《尔雅·释草》改。

郭璞云：藋芄蔓生，断之，有白汁，可啖。《毛诗》云：芄兰之支。《传》云：芄，兰草也。陆玑云：一名萝摩。幽州人谓之雀瓢。《别录》云：雀瓢白汁，注虫蛇毒，即女青苗汁也。《唐本草》别出萝摩条，非。

连翘

味苦，平。主寒热，鼠瘘，瘰疬，痈肿，恶创，瘿瘤，结热蛊毒。一名异翘，一名兰华，一名轵，一名三廉。生山谷。

《名医》曰：一名折根。生太山。八月采，阴干。

【按】《尔雅》云：连，异翘。郭璞云：一名连苕，又名连草。

兰茹 ① 《御览》作间，是

味辛，寒。主蚀恶肉、败创、死肌，杀疥虫，排脓恶血，除大风热气，善忘不乐。生川谷。

《吴普》曰：间茹，一名离楼，一名屈居。神农，辛；岐伯，酸、咸，有毒；李氏，大寒。二月采。叶圆黄，高四五尺，叶四四相当。四月华黄，五月实黑，根黄，有汁亦同黄。三月、五月采根。黑头者良《御览》。

《名医》曰：一名屈据，一名离娄，生代郡。五月采，阴干。

【按】《广雅》云：屈居，芦茹也。《范子计然》云：间茹，出武都。黄色者善。

---

① 兰茹：据卷首目录及文义，作"间茹"是。

乌韭

味甘，寒。主皮肤往来寒热，利小肠膀胱气。生山谷石上。

【按】《广雅》云：昔邪，乌韭也，在屋曰昔邪，在墙曰垣衣。《西山经》云：萆荔，状如乌韭。唐本注云：即石衣也，亦名石苔，又名石发。按：《广雅》又云：石发，石衣也。未知是一否。

鹿藿

味苦，平。主蛊毒，女子腰腹痛，不乐，肠痈，瘰疬《御览》作疬，疡气。生山谷。

《名医》曰：生汶山。

【按】《说文》云：藗，鹿藿也，读若剽。《广雅》云：藗，鹿藿也。《尔雅》云：蔨，鹿藿。其实，莥。郭璞云：今鹿豆也。叶似大豆，根黄而香，蔓延生。

蚤休

味苦，微寒。主惊痫，摇头弄舌，热气在腹中，癫疾，痈创，阴蚀，下三虫，去蛇毒。一名蚩休。生川谷。

《名医》曰：生山阳及冤句。

【按】郑樵云：蚤休，曰螫休，曰重楼金线，曰重台，曰草甘遂，今人谓之紫河车。服食家所用，而茎叶亦可爱，多植庭院间。

石长生

味咸，微寒。主寒热，恶创，火热，辟鬼气不祥《御览》作辟恶气、不祥、鬼毒。一名丹草《御览》引云丹沙草。生山谷。

《吴普》曰：石长生，神农，苦；雷公，辛；一经，甘。生咸阳。《御览》。

《名医》曰：生咸阳。

陆英

味苦，寒。主骨间诸痹，四肢拘挛，疼酸，膝寒痛，阴痿，短气不足，脚肿。生川谷。

《名医》曰：生熊耳及冤句。立秋采。又曰：蒴藋，味酸，温，有毒。一名堇今本误作堇，一名芨。生田野。春夏采叶，秋冬采茎、根。

【按】《说文》云：堇，草也。读若厘。芨，堇草也，读若急。藋，厘草也。《广雅》云：簸盆，陆英莓也。《尔雅》云：芨堇草。唐本注陆英云：此物，蒴藋是也。后人不识，浪出蒴藋条。今注云：陆英，味苦、寒，无毒；蒴藋，味酸、温，有毒。既此不同，难谓一种，盖其类尔。

荩草

味苦，平，主久咳上气，喘逆，久寒，惊悸，痂疥，白秃，疡气，杀皮肤小虫。生川谷。

《吴普》曰：王刍，一名黄草。神农、雷公，□。生太山山谷。治身热邪气，小儿身热气。《御览》。

《名医》曰：可以染黄，作金色。生青州。九月、十月采。

【按】《说文》云：荩，草也；菉，王刍也。《尔雅》云：菉，王刍。郭璞云：菉，蓐也，今呼鸱脚莎。《毛诗》云：绿竹猗猗。《传》云：菉，王刍也。唐本注云：荩草，俗名菉蓐草，《尔雅》所谓王刍。

牛扁

味苦，微寒。主身皮创热气，可作浴汤，杀牛虱小虫，又疗牛病。生川谷。

《名医》曰：生桂阳。

【按】陶弘景云：太常贮名扁特，或名扁毒。

夏枯草

味苦，辛，主寒热，瘰疬，鼠瘘，头创，破癥，散瘿结气，脚肿，湿痹。轻身。一名夕句，一名乃东。生川谷。

《名医》曰：一名燕面。生蜀郡。四月采。

芫华

味辛，温。主咳逆上气，喉鸣，喘，咽肿，短气，蛊毒，鬼疟，疝瘕，痈肿，杀虫鱼。一名去水。生川谷。旧在木部，非。

《吴普》曰：芫华，一名去水，一名败华，一名儿草根，一名黄大戟。神农、黄帝，有毒；扁鹊、岐伯，苦；李氏，大寒。二月生，叶青，加厚则黑。花有紫、赤、白者。三月花落尽，叶乃生。三月三日采花。芫花根，一名赤芫根。神农、雷公，苦，有毒。生邯郸。九月、八月采，阴干。久服令人泄。可用毒鱼。《御览》。亦见《图经》节文。

《名医》曰：一名毒鱼，一名杜芫。其根，名蜀桑，可用毒鱼。生淮南。三月三日采花，阴干。

【按】《说文》云：芫，鱼毒也。《尔雅》云：杬，鱼毒。郭璞云：杬，大木。子，似栗，生南方，皮厚，汁赤，中藏卵果。《范子计然》云：芫华，出三辅。《史记·仓公传》：临菑女子病蛲瘕，饮以芫花一撮，出蛲可数升，病已。颜师古注《急就篇》云：郭景纯说误耳。其生南方，用藏卵果，自别一芫木，乃左思所云绵杬、杬栌者耳，非毒鱼之杬。

上草下品四十九种，旧四十八种，考木部芫华宜入此。

巴豆

味辛，温。主伤寒、温疟寒热，破癥瘕，结聚，坚积，留饮，痰癖，大腹水张，荡练五脏六腑，开通闭塞，利水谷道，去恶肉，除鬼毒、蛊注、邪物《御览》作鬼毒邪注，杀虫鱼。一名巴叔旧作椒，《御览》作菽。生川谷。

《吴普》曰：巴豆，一名巴菽。神农、岐伯、桐君，辛，有毒；黄帝，甘，有毒；李氏，热，主寒温。叶如大豆。八月采。《御览》。

《名医》曰：生巴郡。八月采，阴干。用之，去心皮。

【按】《广雅》云：巴未，巴豆也。《列仙传》云：元俗饵巴豆。《淮南子·说林训》云：鱼食巴菽而死，人食之而肥。

蜀茮

味辛，温。主邪气咳逆，温中，逐骨节，皮肤死肌，寒湿痹痛，下气。久服之，头不白，轻身，增年。生川谷。

《名医》曰：一名巴椒，一名蓎藙。生武都及巴郡。八月采实，阴干。

【按】《范子计然》云：蜀椒，出武都。赤色者善。陆玑云：蜀人作茶。又见秦椒，即《尔雅》菉。陶弘景云：俗呼为樛。

皁荚

味辛、咸，温。主风痹，死肌，邪气，风头，泪出，利九窍，杀精物。生川谷。

《名医》曰：生雍州及鲁邹县。如猪牙者良。九月、十月采，阴干。

【按】《说文》云：荚，草实。《范子计然》云：皁荚，出三辅。上价一枚一钱。《广志》曰：鸡栖子，皁荚也《御览》。皁，即草省文。

柳花

味苦，寒。主风水，黄疸，面热黑。一名柳絮。叶，主马疥痂创；实，主溃痈，逐脓血；子汁，疗渴。生川泽。

《名医》曰：生琅邪。

【按】《说文》云：柳，小杨也；柽，河柳也，杨木也。《尔雅》：柽，河柳。郭璞云：今河旁赤茎小杨。又：旄，泽柳。郭璞云：生泽中者。又：杨，蒲柳。郭璞云：可以为箭。《左传》所谓董泽之蒲。《毛诗》云：无折我树杞。《传》云：杞，木名也。陆玑云：杞，柳属也。

楝实

味苦，寒。主温疾，伤寒，大热烦狂，杀三虫，疥疡，利小便水道。生山谷。

《名医》曰：生荆山。

【按】《说文》云：楝，木也。《中山经》云：其实如楝。郭璞云：楝，木名。子如指头，白而黏，可以浣衣也。《淮南子·时则训》云：七月，其树楝。高诱云：楝实，凤凰所食，今雒城旁有楝树。实，秋熟。

郁李仁

味酸，平。主大腹水肿，面目四肢浮肿，利小便水道。根，主齿龈肿，龋齿，坚齿。一名爵李。生川谷。

《吴普》曰：郁李，一名雀李，一名车下李，一名棣。《御览》。

《名医》曰：一名车下李，一名棣。生高山及邱陵上。五月、六月采根。

【按】《说文》云：棣，白棣也。《广雅》云：山李，雀其虋也。《尔雅》云：常棣，棣。郭璞云：今关西有棣树，子如樱桃，可食。《毛诗》云：六月食郁。《传》云：郁，棣属。刘稹《毛诗义问》云：其树高五六尺，其实大如李，正赤，食之甜。又《诗》云：常棣之华。《传》云：常棣，棣也。陆玑云：奥李，一名雀李，一曰车下李，所在山中皆有。其花或白或赤，六月中子熟，大如李子，可食。沈括《补笔谈》云：《晋宫阁铭》曰：华林园中，有车下李三百一十四株，奥李一株。

莽草

味辛，温。主风头痛肿，乳痈，疝瘕，除结气、疥瘙《御览》有疽创二字，**杀虫鱼。生山谷。**

《吴普》曰：莽草，一名春草。神农，辛；雷公、桐君，苦，有毒。生上谷山谷中或冤句。五月采。治风。《御览》。

《名医》曰：一名蒵，一名春草。生上谷及冤句。五月采叶，阴干。

【按】《中山经》云：朝歌之山有草焉，名曰莽草，可以毒鱼。又：葂山有木焉，其状如棠而赤，叶可以毒鱼。《尔雅》云：葞，春草。郭璞云：一名芒草。《本草》云：《周礼》云：翦氏掌除蠹物，以莽草薰之。《范子计然》云：莽草，出三辅者善。陶弘景云：字亦作菵。

雷丸 《御览》作雷公丸

味苦，寒。主杀三虫，逐毒气、胃中热，利丈夫，不利女子。作摩膏，除小儿百病。《御览》引云：一名雷矢。《大观》本作黑字。**生山谷。**

《吴普》曰：雷丸，神农，苦；黄帝、岐伯、桐君，甘，有毒；扁鹊，甘，无毒；李氏，大寒。《御览》引云：一名雷实。或生汉中。八月采。

《名医》曰：一名雷矢，一名雷实。生石城及汉中土中。八月采根，暴干。

【按】《范子计然》云：雷矢，出汉中。色白者善。

桐叶

味苦，寒。主恶蚀，创著阴皮，主五痔，杀三虫。华，主傅猪创，饲猪，肥大三倍。生山谷。

《名医》曰：生桐柏山。

【按】《说文》云：桐，荣也；梧，梧桐木，一名榇。《尔雅》云：榇梧。郭璞云：今梧桐。又：荣桐木。郭璞云：即梧桐。《毛诗》云：梧桐生矣。《传》云：梧桐，柔木也。

梓白皮

味苦，寒。主热，去三虫。叶，捣，傅猪创，饲猪，肥大三倍。生山谷。

《名医》曰：生河内。

【按】《说文》云①：梓，楸也，或作梓，椅梓也。楸，梓也；槚，楸也。《尔雅》云：槐，小叶曰榎。郭璞云：槐，当为楸；楸，细叶者为榎。又：大而皵楸。郭璞云：老乃皮粗，皵者为楸。又：椅梓。郭璞云：即楸。《毛诗》云：椅，桐梓漆。

① 云：原作"也"，据大成本改。

《传》云：椅，梓属。陆玑云：梓者，楸之疏理白色而生子者曰梓，梓实桐皮曰椅。

石南

味辛，苦。主养肾气，内伤，阴衰，利筋骨皮毛。实，杀蛊毒，破积聚，逐风痹。一名鬼目。生山谷。

《名医》曰：生华阴。二月、四月采实，阴干。

黄环

味苦，平。主蛊毒，鬼注，鬼魅，邪气在脏中，除咳逆寒热。一名凌泉，一名大就。生山谷。

《吴普》曰：蜀，黄环，一名生刍，一名根韭。神农、黄帝、岐伯、桐君、扁鹊，辛；一经，味苦，有毒。二月生。初出正赤，高二尺，叶黄圆端，大茎，叶有汗，黄白。五月实圆，三月采根。根黄，从理如车辐。解治蛊毒。《御览》。

《名医》曰：生蜀郡。三月采根，阴干。

【按】《蜀都赋》有黄环。刘逵云：黄环，出蜀郡。沈括《补笔谈》云：黄环，即今朱藤也。天下皆有，叶如槐，其花穗悬紫色如葛，花可作菜食，火不熟，亦有小毒。京师人家园圃中，作大架种之，谓之紫藤花者，是也。

溲疏

味辛，寒。主身、皮肤中热，除邪气，止遗溺，可作浴汤。

生山谷及田野、故邱虚地。

《名医》曰：一名巨骨。生熊耳山。四月采。

【按】李当之云：溲疏，一名杨栌，一名牡荆，一名空疏。皮白，中空，时时有节。子似枸杞，冬日熟，色赤，味甘、苦。

鼠李

主寒热，瘰疬，创。生田野。

《吴普》曰：鼠李，一名牛李。《御览》。

《名医》曰：一名牛李，一名鼠梓， 名椑。采无时。

【按】《说文》云：楰，鼠梓木。《尔雅》云：楰，鼠梓。郭璞云：楸属也，今江东有虎梓。《毛诗》云：北山有楰。《传》云：楰，鼠梓。据《名医》名鼠梓，未知是此否。唐本注云：一名赵李，一名皂李，一名乌槎。

药实根

味辛，温。主邪气，诸痹疼酸，续绝伤，补骨髓。一名连木。生山谷。

《名医》曰：生蜀郡。采无时。

【按】《广雅》云：贝父，药实也。

栾华

味苦，寒。主目痛，泪出，伤眦，消目肿。生川谷。

《名医》曰：生汉中。五月采。

【按】《说文》云：栾木，似栏。《山海经》云：云雨之山，有木名栾，黄木赤枝青叶，群帝焉取药。《白虎通》云：诸侯墓，树柏；大夫，栾；士，槐。沈括《补笔谈》云：栾有一种，树生，其实可作数珠者，谓之木栾，《本草》栾花是也。

蔓椒

味苦。主风寒湿痹，疬节疼，除四肢厥气，膝痛。一名豕椒。生川谷及邱冢间。

《名医》曰：一名猪椒，一名彘椒，一名狗椒。生云中。采茎、根煮，酿酒。

【按】陶弘景云：俗呼为樛，以椒薰小，不香尔。一名豨椒。可以蒸病出汗也。

上木下品一十七种，旧十八种，今移芫花入草。

豚卵

味苦，温。主惊痫，癫疾，鬼注，蛊毒，除寒热，贲豚，五癃，邪气，挛缩。一名豚颠。悬蹄，主五痔，伏热在肠，肠痈，内蚀。

【按】《说文》云：豚，小豚也。从彖省，象形，从又，持肉以给祭祀，篆文作豚。《方言》云：猪，其子或谓之豚，或谓之豯。吴扬之间，谓之猪子。

麋脂

味辛，温。主痈肿，恶创，死肌，风寒湿痹，四肢拘缓不收，风头，肿气，通腠^①理。一名官脂。生山谷。

《名医》曰：生南山及淮海边。十月取。

【按】《说文》云：麋，鹿属，冬至解其角。《汉书》云：刘向以为，麋之为言迷也，盖牝兽之淫者也。

鼺鼠

主堕胎，令人产易。生平谷。

《名医》曰：生山谷。

【按】《说文》云：鼺，鼠形，飞走且乳之鸟也。籀文作𪕅。《广雅》云：鸓鼠，飞鸓也。陶弘景云：是䶂鼠，一名飞生见。《尔雅》云：䶂鼠，夷由也。旧作鼺，非。

六畜毛蹄甲

味咸，平。主鬼注，蛊毒，寒热，惊痫，癫痉狂走。骆驼毛，尤良。

【按】陶弘景云：六畜，谓马、牛、羊、猪、狗、鸡也。蹄，即蹢省文。

上兽下品四种，旧同。

---

① 腠：原作"凑"，据大成本改。

虾蟆

味辛,寒。主邪气,破癥坚血,痈肿,阴创。服之不患热病。生池泽。

《名医》曰:一名蟾蜍,一名䣎,一名去甫,一名苦蠪。生江湖。五月五日取,阴干。东行者良。

【按】《说文》云:虾,虾蟆也;蟆,虾蟆也;蟾,虾蟆也;蟾①,尣②蟾,詹诸也。其鸣詹诸,其皮蟾蟾,其行尣尣。或作䣎蠅③。䣎蠅,詹诸也。《夏小正》传云:蜮④也者,长股也,或曰屈造⑤之属也。《诗》曰得此䣎蠅,言其行蠅蠅。蝍蟾⑥,詹诸,以脰⑦鸣者。《广雅》云:蚁苦蠪胡蟾,虾蟆也。《尔雅》云:蟾䣎,蟾诸。郭璞云:似虾蟆,居陆地。《淮南》谓之去蚁。又:鼁蟆。郭璞云:蛙类。《周礼》云:蝈氏。郑司农云:蝈,读为蜮。蜮,虾蟆也。玄谓:蝈,今御所食蛙也。《月令》云:仲夏之月,反舌无声。蔡邕云:今谓之虾蟆。薛君《韩诗注》云:戚施,蟾蜍。高诱注《淮南子》云:蟾,蠩蜑也。又:蝈,虾蟆也。又:蟾蜍,虾蟆。又:鼓造,一曰虾蟆。《抱朴子·内篇》云:或问,魏武帝曾收左元放而桎梏之,而得自然解脱,

---

① 蟾(cù 促):《说文·黽部》云"蟾或从莤",即下文"䣎"字。
② 尣(lù 路):原误作"尢",据《说文·黽部》改。下文两字同。
③ 蠅:音"湿"。
④ 蜮:原作"域",据大成本改。《大戴礼记·夏小正》亦作"蜮"。
⑤ 屈造:蟾蜍。
⑥ 蟾(qù 去):据沈兼士《广韵声系》,"蟾"即《说文》"蟾"之误,后别作一字,从去声。
⑦ 脰(dòu 豆):颈项。

以何法乎？《抱朴子》曰：以自解去父血。

马刀

味辛，微寒《御览》有补中二字。《大观》本黑字。**主漏下赤白，寒热，破石淋，杀禽兽贼鼠。生池泽。**

《吴普》曰：马刀，一名齐蛤。神农、岐伯、桐君，咸，有毒；扁鹊，小寒，大毒。生池泽、江海。采无时也。《御览》。

《名医》曰：一名马蛤。生江湖及东海。采无时。

【按】《范子计然》云：马刀，出河东。《艺文类聚》引《本经》云：文蛤，表有文，又曰马刀，一曰名蛤。则岂古本与文蛤为一邪？

蛇蜕

味咸，平。主小儿百二十种惊痫，瘈疭，癫疾，寒热，肠痔，虫毒，蛇痫。火熬之良。一名龙子衣，一名蛇符，一名龙子单衣，一名弓皮。生川谷及田野。

《吴普》曰：蛇蜕，一名龙子单衣，一名弓皮，一名蛇附，一名蛇筋，一名龙皮，一名龙单衣。《御览》。

《名医》曰：一名龙子皮。生荆州。五月五日、十五日取之，良。

【按】《说文》云：它，虫也。从虫而长，象冤曲𠂹尾形。或作蛇。蜕，蛇蝉所解皮也。《广雅》云：蝮蜟，蜕也。《中山经》云：来山多空夺。郭璞云：即蛇皮脱也。

邱蚓

味咸，寒。主蛇瘕，去三虫，伏尸，鬼注，蛊毒，杀长虫。仍自化作水。生平土。

《吴普》曰：蚯蚓，一名白颈螳螾，一名附引。《御览》。

《名医》曰：一名土龙。二月取，阴干。

【按】《说文》云：螾，侧行者，或作蚓，螼螾也。《广雅》云：蚯蚓，蜿蟺，引长也。《尔雅》云：螼蚓，蜸蚕。郭璞云：即蛩蟺也，江东呼寒蚓。旧作蚯，非,《吕氏春秋》《淮南子》邱蚓出，不从虫。又《说文训》云：螾，无筋骨之强。高诱注：螾，一名蜷蝡也。旧又有白颈二字，据《吴普》，古本当无也。

蠮螉

味辛，平。主久聋，咳逆，毒气，出刺，出汗。生川谷。

《名医》曰：一名土蜂。生熊耳及牂柯，或人屋间。

【按】《说文》云：蠣，蠣蠃，蒲卢，细腰土蜂也。或作蜾蠃，蜾，蠃也。《广雅》云：土蜂，蠮螉也。《尔雅》：土蜂。《毛诗》云：螟蛉有子，蜾蠃负之。《传》云：蜾蠃，蒲卢也。《礼记》云：夫政也者，蒲卢也。郑云：蒲卢，蜾蠃，谓土蜂也。《方言》云：蜂，其小者，谓之蠮螉，或谓之蚴蜕。《说文》无蠮字，或当为医。

吴蚣

味辛，温。主鬼注，蛊毒，噉诸蛇、虫、鱼毒，杀鬼物，

老精，温疟，去三虫。《御览》引云：一名至掌。《大观》本在水蛭下。生川谷。

《名医》曰：生大吴江南。赤头足者良。

【按】《广雅》云：蝍蛆，吴公也。

水蛭

味咸，平。主逐恶血、瘀血，月闭《御览》作水闭，破血瘕积聚，无子，利水道。生池泽。

《名医》曰：一名蚑，一名至掌。生雷泽。五月、六月采，暴干。

【按】《说文》云：蛭，蚑也；蝚，蛭蝚，至掌也。《尔雅》云：蛭蚑。郭璞云：今江东呼水中蛭虫入人肉者为蚑。又：蛭蝚，至掌。郭璞云：未详。据《名医》，即蛭也。

班苗

味辛，寒。主寒热，鬼注，蛊毒，鼠瘘，恶创，疽蚀死肌，破石癃。一名龙尾。生川谷。

《吴普》曰：班猫，一名班蚝，一名龙蚝，一名班苗，一名胜发，一名盘蛩，一名晏青。神农，辛；岐伯，咸；桐君，有毒；扁鹊，甘，有大毒。生河内川谷，或生水石。

《名医》曰：生河东。八月取，阴干。

【按】《说文》云：蟹，蟹蟹，毒虫也。《广雅》云：蟹蟹，晏青也。《名医》别出芫青条，非。芫、晏，音相近也。旧作猫，俗字。据吴氏云，一名班苗，是也。

贝子

味咸，平。主目翳，鬼注，蛊毒，腹痛下血，五癃，利水道。烧用之良。生池泽。

《名医》曰：一名贝齿。生东海。

【按】《说文》云：贝，海介虫也。居陆，名猋；在水，名蛹，象形。《尔雅》云：贝小者，鲼。郭璞云：今细贝，亦有紫色，出日南。又：蠈，小而椭。郭璞云：即上小贝。

石蚕

味咸，寒。主五癃，破五淋，堕胎，内解结气，利水道，除热。一名沙虱。生池泽。

《吴普》曰：石蚕，亦名沙虱。神农、雷公，酸，无毒。生汉中。治五淋，破腹内结气，利水道，除热。《御览》。

《名医》曰：生江汉。

【按】《广雅》云：沙虱，蝡蟓也。《淮南万毕术》云：沙虱，一名蓬活，一名地脾。《御览》虫豸部引李当之云：类虫，形如老蚕，生附石。《广志》云：沙虱，背色赤，大过虮。在水中，入人皮中，杀人。与李氏不同。

雀瓮

味甘，平。主小儿惊痫，寒热结气，蛊毒鬼注。一名躁舍。

《名医》曰：生汉中。采，蒸之。生树枝间，蛅蟖房也。八月取。

【按】《说文》云：蚰，蚰斯黑也。《尔雅》云：螺，蚰蟖。郭璞云：蛓属也。今青州人呼蛓为蚰蟖。按：《本经》名为雀瓮者，瓮与蛹，音相近，以其如雀子，又如茧虫之蛹，因呼之。

蛢蜋

味咸，寒。主小儿惊痫，瘈疭，腹张寒热，大人癫疾狂易。一名蛒蜣。火熬之良。生池泽。

《名医》曰：生长沙。五月五日取，蒸，藏之。

【按】《说文》云：蜣，渠蜣。一曰天杜。《广雅》云：天杜，蛢蜋也。《尔雅》云：蛒蜣，蛢蜋。郭璞云：黑甲虫，噉粪土《玉篇》蛢蜋同，《说文》无蛢字，渠蜣，即蛒蜣，音之缓急。

蝼蛄

味咸，寒。主产难，出肉中刺《御览》作刺在肉中，溃痈肿，下哽噎《御览》作咽，解毒，除恶创。一名蟪蛄《御览》作蟉蛄，一名天蝼，一名毂。夜出者良。生平泽。

《名医》曰：生东城。夏至取，暴干。

【按】《说文》云：蠢，蝼蛄也；蝼，蝼蛄也；蛄，蝼蛄也。《广雅》云：炙鼠、津姑、蝼蛓、螜蛉、蛞蝼，蝼蛄也。《夏小正》云：三月，毂则鸣。毂，天蝼也。《尔雅》云：毂，天蝼。郭璞云：蝼蛄也。《淮南子·时则训》云：孟夏之月，蝼蝈鸣。高诱云：蝼，蝼蛄也。《方言》云：蛄诣，谓之杜格；蝼蝗，谓之蝼蛞，或谓之螜蛉。南楚谓之杜狗，或谓之蛞蝼。陆玑《诗疏》云：《本草》又谓蝼蛄为石鼠，今无文。

马陆

味辛，温。主腹中大坚癥，破积聚，息肉，恶创，白秃。一名百足。生川谷。

《吴普》曰：一名马轴。《御览》。

《名医》曰：一名马轴。生元菀。

【按】《说文》云：蠲，马蠲也。从虫、皿，益声；勹，象形。《明堂月令》曰：腐草为蠲。《广雅》云：蛆蝶，马蠲，马蚿也。又：马践，蠡蛆也。《尔雅》云：蛝，马践。郭璞云：马蠲勹，俗呼马蠲。《淮南子·时则训》云：季夏之日，腐草化为蚈。高诱云：蚈，马蚿也。幽冀谓之秦渠。又《氾论训》云：蚈，足众，而走不若蛇。又《兵略训》云：若蚈之足。高诱云：蚈，马蠸也。《方言》云：马蚿，北燕谓之蛆渠。其大者，谓之马蚰。《博物志》云：马蚿，一名百足，中断成两段，各行而去。

地胆

味辛，寒。主鬼注，寒热，鼠瘘，恶创死肌，破癥痕，堕胎。一名蚖青。生川谷。

《吴普》曰：地胆，一名元青，一名杜龙，一名青虹。《御览》。

《名医》曰：一名青蚢。生汶山，八月取。

【按】《广雅》云：地胆，蛇要，青蘽，青蟆也。陶弘景云：状如大马蚁，有翼。伪者，即班猫所化，状如大豆。

鼠妇

味酸，温。主气癃不得小便，妇人月闭，血瘕，痫痓，寒热，利水道。一名负蟠，一名蛜威。生平谷。

《名医》曰：一名蜲蟋。生魏郡及人家地上。五月五日取。

【按】《说文》云：蜲，蛜威，委黍；委黍，鼠妇也；蟠，鼠妇也。《尔雅》云：蟠，鼠负。郭璞云：瓮器底虫。又：蛜威，委黍。郭璞云：旧说，鼠妇别名。《毛诗》云：伊威在室。《传》云：伊威，委黍也。陆玑云：在壁根下，瓮底中生，似白鱼。

荧火

味辛，微温。主明目，小儿火创伤，热气，蛊毒，鬼注，通神。一名夜光。《御览》引云：一名熠耀，一名即炤。《大观》本作黑字。生池泽。

《吴普》曰：荧火，一名夜炤，一名熠耀，一名救火，一名景天，一名据火，一名挟火。《艺文类聚》。

《名医》曰：一名放光，一名熠耀，一名即炤。生阶地。七月七日收，阴干。

【按】《说文》云：粦，兵死及牛马之血为粦①，鬼火也，从炎舛。《尔雅》云：荧火，即炤。郭璞云：夜飞，腹下有火。《毛诗》云：熠耀宵行。《传》云：熠耀，燐也；燐，荧火也。《月令》云：季夏之月，腐草化为萤。郑玄云：萤飞虫，萤火也。据毛苌以萤为粦，是也。《说文》无萤字，当以粦为之。《尔雅》作荧，

① 粦："粦"的后起字，今作"磷"。

亦是。旧作萤，非。又按：《月令》腐草为萤，当是蠲字假音。

衣鱼

味咸，温，无毒。主妇人疝瘕，小便不利《御览》作泄利，小儿中风《御览》作头风，项强《御览》作彊背起摩之。一名白鱼。生平泽。

《吴普》曰：衣中白鱼，一名蟫。《御览》。

《名医》曰：一名蟫。生咸阳。

【按】《说文》云：蟫，白鱼也。《广雅》云：白鱼，蛃鱼也。《尔雅》云：蟫，白鱼。郭璞云：衣、书中虫，一名蛃鱼。

上虫鱼下品一十八种，旧同。

桃核仁

味苦，平。主瘀血，血闭，瘕邪，杀小虫。桃花，杀注恶鬼，令人好颜色。桃凫，微温，主杀百鬼，精物《初学记》引云：枭桃在树不落，杀百鬼。桃毛，主下血瘕寒热，积寒无子。桃蠹，杀鬼，邪恶不祥。生川谷。

《名医》曰：桃核，七月采，取仁，阴干；花，三月三日采，阴干；桃凫，一名桃奴，一名枭景，是实著树不落，实中者，正月采之；桃蠹，食桃树虫也。生太山。

【按】《说文》云：桃，果也。《玉篇》云：桃，毛果也。《尔雅》云：桃李丑核。郭璞云：子中有核仁。孙炎云：桃李之实，类皆有核。

杏核仁

味甘，温。主咳逆上气，雷鸣，喉痹下气，产乳，金创，寒心，贲豚。生川谷。

《名医》曰：生晋山。

【按】《说文》云：杏，果也。《管子·地员》篇云：五沃之土，其木宜杏。高诱注《淮南子》云：杏，有窍在中。

上果卜品二种，旧同。

腐婢

味辛，平。主痎疟，寒热，邪气，泄利，阴不起，病酒，头痛。生汉中。

《吴普》曰：小豆花，一名腐婢旧作付月，误。神农，甘，毒。七月采，阴干四十日。治头痛，止渴。《御览》。

《名医》曰：生汉中。即小豆花也。七月采，阴干。

上米谷下品一种，旧同。

苦瓠

味苦，寒。主大水，面目四肢浮肿，下水，令人吐。生川泽。

《名医》曰：生晋地。

【按】《说文》云：瓠瓟，瓟瓠也。《广雅》云：瓟，瓠也。

《尔雅》云：瓠，栖瓣。《毛诗》云：瓠有苦叶。《传》云：匏，谓之瓠。又：九月断壶。《传》云：壶，瓠也。《古今注》云：瓠，壶芦也。壶芦，瓠之无柄者。瓠，有柄者。又云：瓢，瓠也。其总曰匏，瓠则别名。

水靳

味甘，平。主女子赤沃，止血养精，保血脉，益气，令人健，嗜食。一名水英。生池泽。

《名医》曰：生南海。

【按】《说文》云：芹，楚葵也；莐，菜类也。《周礼》有莐菹。《尔雅》云：芹，楚葵。郭璞云：今水中芹菜。《字林》云：薞草，生水中。根，可缘器。又云：苻菜，似蒜，生水中。

上菜下品二种，旧同。

彼子

味甘，温。主腹中邪气，去三虫，蛇螫，蛊毒，鬼注，伏尸。生山谷。旧在唐本退中。

《名医》曰：生永昌。

【按】陶弘景云：方家从来无用此者。古今诸医及药家，了不复识。又一名罴子，不知其形何类也。掌禹锡云：树似杉，子如槟榔。《本经》虫部云彼子，苏注云彼字合从木。《尔雅》云：彼，一名柹。

附录

序　例①

三品，合三百六十五种，法三百六十度，一度应一日，以成一岁。倍其数，合七百三十名也。

掌禹锡曰：本草例，《神农本经》以朱书，《名医别录》以墨书。《神农》药三百六十五种，今此言倍其数，合七百二十名，是并《名医别录》副品而言也。则此下节《别录》之文也，当作墨书矣。盖传写浸久，朱墨错乱之所致耳。

按：禹锡说是也，改为细字。

药有君、臣、佐、使，以相宣摄合和。宜用一君、二臣、三佐、五使，又可一君、三臣、九佐使也。

药有阴阳配合，子母兄弟，根茎华实，草石骨肉。有单行者，有相须者，有相使者，有相畏者，有相恶者，有相反者，有相杀者，凡此七情，合和视之，当用相须、相使者良，勿用相恶、相反者。若有毒宜制，可用相畏、相杀者。不尔，勿合用也。

药有酸咸甘苦辛五味，又有寒热温凉四气，及有毒无毒，阴干、暴干，采造时月，生熟，土地所出，真伪陈新，并各有法。

药性有宜丸者，宜散者，宜水煮者，宜酒渍者，宜膏煎者，亦有一物兼宜者，亦有不可入汤酒者，并随药性，不得违越。

---

① 序例：原无，据卷三目录加。

欲疗病，先察其原，先候病机。五脏未虚，六腑未竭，血脉未乱，精神未散，服药必活；若病已成，可得半愈；病势已过，命将难全。

若用毒药疗病，先起如黍粟，病去即止；不去，倍之；不去，十之。取去为度。

疗寒以热药，疗热以寒药。饮食不消，以吐下药；鬼注蛊毒，以毒药；痈肿创瘤，以创药；风湿，以风湿药。各随其所宜。

病在胸膈以上者，先食，后服药；病在心腹以下者，先服药而后食；病在四肢血脉者，宜空腹而在旦；病在骨髓者，宜饱满而在夜。

夫大病之主，有中风伤寒，寒热温疟，中恶霍乱，大腹水肿，肠澼下利，大小便不通，贲肫上气，咳逆呕吐，黄疸消渴，留饮癖食，坚积癥瘕，惊邪癫痫，鬼注，喉痹齿痛，耳聋目盲，金创踒折，痈肿恶创，痔瘘瘿瘤，男子五劳七伤、虚乏羸瘦，女子带下崩中、血闭阴蚀，虫蛇蛊毒所伤。此大略宗兆，其间变动枝叶，各宜依端绪以取之。

上序例白字。

《本草经》佚文

上药，令人身安命延，升天神仙，遨游上下，役使万灵，体生毛羽，行厨立至。《抱朴子·内篇》引《神农经》，据《太平御览》校。

中药养性，下药除病。能令毒虫不加，猛兽不犯，恶气不行，众妖并辟。《抱朴子·内篇》引《神农经》。

太一子曰：凡药，上者养命，中者养性，下者养病。《艺文类聚》引《本草经》。

太一子曰：凡药，上者养命，中药养性，下药养病。神农乃作赭鞭、钩䥣尺制切，从六阴阳，与太乙外巡字五岳四渎，土地所生草石骨肉心①皮毛羽万千类，皆鞭问之，得其所能治主，当其五味，一日二字旧误作百七十毒。《太平御览》引《本草经》。

神农稽首再拜，问于太乙子曰：曾闻之时寿过百岁，而徂落之咎，独何气使然也？太乙子曰：天有九门，中道最良。神农乃从其尝药，以拯救人命。《太平御览》引《神农本草》。

按：此诸条，与今《本经》卷上文略相似，诸书所引，较《本经》文多。又云是太一子说，今无者，疑后节之。其云赭鞭、钩䥣，当是煮辨、候制之假音；鞭问之，即辨问之。无怪说也。

药物有大毒，不可入口鼻耳目者，即杀人。一曰钩吻卢氏曰：阴地黄精，不相连，根苗独生者，是也，二曰鸱状如雌鸡，生山中，三曰阴命赤色，著木悬其子，生海中，四曰内童状如鹅，亦生海中，五

---

① 心：此下原衍"灰"字，据《太平御览·药部一》删。

曰鸡羽_{如雀，墨头赤喙}，六曰蝛蛦_{生海中，雄曰蛦，雌曰蝛也}。《博物志》引《神农经》。

药种有五物：一曰狼毒，占^①斯解之；二曰巴头，藿汁解之；三曰黎卢，汤解之；四曰天雄、乌头，大豆解之；五曰班茅，戎盐解之。毒菜害小儿，乳汁解，先食饮二升。《博物志》引《神农经》。

五芝及饵丹砂、玉札、曾青、雄黄、雌黄、云母、太乙禹余粮，各可单服，皆令人飞行，长生。《抱朴子·内篇》引《神农四经》。

春夏为阳，秋冬为阴。《文选》注引《神农本草》。

春为阳，阳温，生万物。同上。

黄精与术，饵之却粒，或遇凶年，可以绝粒，谓之米脯。《太平御览》引《抱朴子》《神农经》。

五味，养精神，强魂魄。五石，养髓，肌肉肥泽。诸药，其味酸者，补肝、养心，除肾病；其味苦者，补心、养脾，除肝病；其味甘者，补肺、养脾，除心病；其味辛者，补肺、养肾，除脾病；其味咸者，补肺，除肝病。故五味应五行，四体应四时。夫人性生于四时，然后命于五行。以一补身，不死命神。以母养子，长生延年；以子守母，除病究年。《太平御览》引《养生要略》《神农经》。

按：此诸条，当是玉石草木三品前总论，而后人节去。

---

① 占：大成本作"古"。

《吴氏本草》十二条

龙眼　一名益智，一名比目。《齐民要术》。

鼠尾　一名蓟，一名山陵翘。治痢也。《太平御览》。

满阴实　生平谷或圃中。延蔓如瓜叶，实如桃。七月采。止渴延年。《太平御览》。

千岁　垣中肤皮，得姜、赤石脂治。《太平御览》。

小华　一名结草。《太平御览》。

木瓜　生夷陵。《太平御览》。

谷树皮　治喉闭。一名楮。《太平御览》。

樱桃　味甘。主调中益气，令人好颜色，美志气。一名朱桃，一名麦英也。《艺文类聚》。

李核　治仆僵。花，令人好颜色。《太平御览》。

大麦　一名穬麦。五谷之盛，无毒，治消渴，除热，益气。食蜜为使。麦种，一名小麦，无毒，治利而不中口。《太平御览》。

豉　益人气。《太平御览》。

晖日　一名鸩羽。《太平御览》。

诸药制使

唐慎微曰：《神农本经》相使正各一种，兼以《药对》参之，乃有两三。

玉石上部

玉泉　畏款冬花。

玉屑　恶鹿角。

丹砂　恶磁石，畏咸水。

曾青　畏菟丝子。

石胆　水英为使，畏牡桂、菌桂、芫花、辛夷、白微。

钟乳　蛇床子为使，恶牡丹、牡蒙、元参、人参、术、羊血，畏紫石英、蘘草。

云母　泽泻为使，畏鸵甲及流水。

消石　火为使，恶苦参、苦菜，畏女菀。

朴消　畏麦句姜。

芒消　石苇为使，恶麦句姜。

矾石　甘草为使，畏母砺。

滑石　石苇为使，恶曾青。

紫石英　长石为使，畏扁青、附子，不欲鸵甲、黄连、麦句姜。

白石英　恶马目毒公①。

赤石脂　恶大黄，畏芫花。

黄石脂　曾青为使，恶细辛，畏蜚蠊。

太一余粮　杜仲为使，畏铁落、菖蒲、贝母。

玉石中部

水银　畏磁石。

殷孽　恶防己，畏术。

孔公孽　木兰为使，恶细辛。

阳起石　桑螵蛸为使，恶泽泻、菌桂、雷丸、蛇脱皮，畏
菟丝子。

石膏　鸡子为使，恶莽草、毒公。

凝水石　畏地榆，解巴豆毒。

磁石　柴胡为使，畏黄石脂，恶牡丹、莽草。

元石　恶松脂、柏子仁、菌桂。

玉石下部

礜石　得火良，棘针为使，恶虎掌、毒公、鹜屎、细
辛、水。

青琅玕　得水银良，畏鸡骨，杀锡毒。

特生礜石　得火良，畏水。

代赭　畏天雄。

---

①　马目毒公：鬼臼的别名。

方解石　恶巴豆。

大盐　漏芦为使。

草药上部

六芝　薯预为使，得发良，恶常山，畏扁青、茵陈。

术　防风、地榆为使。

天门冬　垣衣、地黄为使，畏曾青。

麦门冬　地黄、车前为使，恶款冬、苦瓠，畏苦参、青蘘。

女萎蕤　畏卤。

干地黄　得麦门冬、清酒良，恶贝母，畏无夷。

昌蒲　秦艽①、秦皮为使，恶地胆、麻黄。

泽泻　畏海蛤、文蛤。

远志　得茯苓、冬葵子、龙骨良，杀天雄、附子毒，畏珍珠、蜚廉、藜芦。

齐蛤　薯预、紫芝为使，恶甘遂。

石斛　陆英为使，恶凝水石、巴豆，畏白殭蚕、雷丸。

菊花　术、枸②杞根、桑根白皮为使。

甘草　术、干漆、苦参为使，恶远志，反甘遂、大戟、芫花、海藻。

人参　茯苓为使，恶溲疏，反藜芦。

牛黎　恶荧火、龟、陆英，畏白前。

细辛　曾青、东根为使，恶狼毒、山茱萸、黄耆，畏滑石、消石，反藜芦。

---

① 艽：原作"芃"，据大成本改。

② 枸：原作"拘"，据大成本改。

独活　蠡石为使。

柴胡　半夏为使，恶皂荚，畏女苑、藜芦。

菴䕡子　荆子、薏苡仁为使。

蒺藜子　得荆子、细辛良，恶干姜、苦参。

龙胆　贯众为使，恶防葵、地黄。

菟丝子　得酒良，薯预、松脂为使，恶蘿菌。

巴戟天　覆盆子为使，恶朝生、雷丸、丹参。

蒺藜子　乌头为使。

沙参　恶防己，反藜芦。

防风　恶干姜、藜芦、白敛、芫花，杀附子毒。

络石　杜仲、牡丹为使，恶铁落，畏菖蒲、贝母。

黄连　黄芩、龙骨、理石为使，恶菊花、芫花、元参、白鲜皮，畏款冬，胜乌头，解巴豆毒。

丹参　畏咸水，反藜芦。

天名精　垣衣为使。

决明子　蓍实为使，恶大麻子。

续断　地黄为使，恶雷丸。

芎䓖　白芷为使。

黄耆　恶龟甲。

杜若　得辛夷、细辛良，恶柴胡、前胡。

蛇床子　恶牡丹、巴豆、贝母。

茜根　畏鼠姑。

飞廉　得乌头良，恶麻黄。

薇衔　得秦皮良。

五味子　苁蓉为使，恶委蕤，胜乌头。

草药中部

当归　恶䕡茹，畏昌蒲、海藻、牡蒙。

秦艽　菖蒲为使。

黄芩　山茱萸、龙骨为使，恶葱实，畏丹砂、牡丹、藜芦。

芍药　须丸为使，恶石斛、芒消，畏消石、鳖甲、小蓟，反藜芦。

干姜　秦椒为使，恶黄连、黄芩、天鼠屎，杀半夏、莨菪毒。

藁本　畏䕡茹。

麻黄　厚朴为使，恶辛夷、石韦。

葛根　杀野葛、巴豆、百药毒。

前胡　半夏为使，恶皁荚，畏藜芦。

贝母　厚朴、白薇为使，恶桃花，畏秦艽、矾石、莽草，反乌头。

括楼　枸杞为使，恶干姜，畏牛膝、干漆，反乌头。

元参　恶黄耆、干姜、大枣、山茱萸，反藜芦。

苦参　元参为使，恶贝母、漏芦、菟丝子，反藜芦。

石龙芮　大戟为使，畏蛇蜕、吴茱萸。

萆薢　薏苡为使，畏葵根、大黄、柴胡、牡砺、前胡。

石韦　滑石、杏仁为使，得菖蒲良。

狗脊　萆薢为使，恶败酱。

瞿麦　蘘草、牡丹为使，恶螵蛸。

白芷　当归为使，恶旋覆花。

紫菀　款冬为使，恶天雄、瞿麦、雷丸、远志，畏茵陈。

白鲜皮　恶螵蛸、桔梗、茯苓、萆薢。

白薇　恶黄耆、大黄、大戟、干姜、干漆、大枣、山茱萸。

紫参　畏辛夷。

淫羊藿　薯蓣为使。

款冬花　杏仁为使，得紫菀良，恶皂荚、消石、元参，畏贝母、辛夷、麻黄、黄芩、黄连、黄耆、青葙。

牡丹　畏菟丝子。

防己　殷孽为使，恶细辛，畏萆薢，杀雄黄毒。

女苑　畏卤咸。

泽兰　防己为使。

地榆　得发良，恶麦门冬。

海藻　反甘草。

草药下部

大黄　黄芩为使。

桔梗　节皮为使，畏白及，反龙胆、龙眼。

甘遂　瓜蒂为使，恶远志，反甘草。

葶苈　榆皮为使，得酒良，恶殭蚕、石龙芮。

芫花　决明为使，反甘草。

泽漆　小豆为使，恶薯蓣。

大戟　反甘草。

钩吻　半夏为使，恶黄芩。

藜芦　黄连为使，反细辛、芍药、五参，恶大黄。

乌头、乌喙　莽草为使，反半夏、括楼、贝母、白敛、白及，恶藜芦。

天雄　远志为使，恶腐婢。

附子　地胆为使，恶蜈蚣，畏防风、甘草、黄耆、人参、乌韭、大豆。

贯众　䕚菌为使。

半夏　射干为使，恶皂荚，畏雄黄、生姜、干姜、秦皮、龟甲，反乌头。

蜀漆　栝楼为使，恶贯众。

虎掌　蜀漆为使，畏莽草。

狼牙　芜荑为使，恶枣肌、地榆。

常山　畏玉札。

白及　紫石英为使，恶理石、李核仁、杏仁。

白敛　代赭为使，反乌头。

䕚菌　得酒良，畏鸡子。

蔺茹　甘草为使，恶麦门冬。

荩草　畏鼠妇。

夏枯草　土瓜为使。

狼毒　大豆为使，恶麦句姜。

鬼臼　畏垣衣。

木药上部

茯苓、茯神　马兰为使，恶白敛，畏牡蒙、地榆、雄黄、秦艽、龟甲。

杜仲　恶蛇蜕、元参。

柏实　牡砺、桂心、瓜子为使，畏菊花、羊蹄、诸石、面曲。

干漆　半夏为使，畏鸡子。

蔓荆子　恶乌头、石膏。

五加皮　远志为使，畏蛇皮、元参。

蘖木　恶干漆。

辛夷　芎䓖为使，恶五石脂，畏昌蒲、蒲黄、黄连、石膏、黄环。

酸枣仁　恶防己。

槐子　景天为使。

牡荆实　防己为使，恶石膏。

木药中部

厚朴　干姜为使，恶泽泻、寒水石、消石。

山茱萸　蓼实为使，恶桔梗、防风、防己。

吴茱萸　蓼实为使，恶丹参、消石、白垩，畏紫石英。

秦皮　大戟为使，恶茱萸。

占斯　解狼毒毒。

栀子　解踯躅毒。

秦椒　恶括楼、防葵，畏雌黄。

桑根白皮　续断、桂心、麻子为使。

木药下部

黄环　鸢尾为使，恶茯苓、防己。

石南　五加皮为使。

巴豆　芫花为使，恶蘘草，畏大黄、黄连、藜芦，杀班猫毒。

栾华　决明为使。

蜀椒　杏仁为使，畏款冬。

溲疏　漏芦为使。

皂荚　柏实为使，恶麦门冬，畏空青、人参、苦参。

雷丸　荔实、厚朴为使，恶葛根。

兽上部

龙骨　得人参、牛黄良，畏石膏。

龙角　畏干漆、蜀椒、理石。

牛黄　人参为使，恶龙骨、地黄、龙胆、蜚蠊，畏牛膝。

白胶　得火良，畏大黄。

阿胶　得火良，畏大黄。

兽中部

犀角　松脂为使，恶藋菌、雷丸。

羖羊角　菟丝子为使。

鹿茸　麻勃为使。

鹿角　杜仲为使。

兽下部

麋脂　畏大黄。

伏翼　苋实、云实为使。

天鼠屎　恶白敛、白微。

虫鱼上部

蜜蜡　恶芫花、齐蛤。

蜂子　畏黄芩、芍药、牡蛎。

牡蛎　贝母为使，得甘草、牛膝、远志、蛇床良，恶麻黄、吴茱萸、辛夷。

桑螵蛸　畏旋覆花。

海蛤　蜀漆为使，畏狗胆、甘遂、芫花。

龟甲　恶沙参、蜚蠊。

虫鱼中部

蝟皮　得酒良，畏桔梗、麦门冬。

蜥蜴　恶硫黄、班猫、芜荑。

露蜂房　恶干姜、丹参、黄芩、芍药、牡蛎。

䗪虫　畏皂荚、昌蒲。

蛴螬　蜚蠊为使，恶附子。

鳖甲　恶矾石。

蟹　杀莨菪毒、漆毒。

鮀鱼甲　蜀漆为使，畏狗胆、甘遂、芫花。

乌贼鱼骨　恶白敛、白及。

虫鱼下部

蛓蝂　畏羊角，石膏。
蛇蜕　畏磁石及酒。
班猫　马刀为使，畏巴豆、丹参、空青，恶肤青。
地胆　恶甘草。
马刀　得水良。

果上部

大枣　杀乌头毒。

果下部

杏仁　得火良，恶黄耆、黄芩、葛根，解锡、胡粉毒，畏蘘草。

菜上部

冬葵子　黄芩为使。
葱实　解藜芦毒。

米上部

麻蕡、麻子　畏牡蛎、白微，恶茯苓。

米中部

大豆及黄卷　恶五参、龙胆，得前胡、乌喙、杏仁、牡蛎良，杀乌头毒。

大麦　蜜为使。

上二百三十一种有相制使，其余皆无。三十四种续添。按：当云三十五种。

立冬之日，菊、卷柏先生，时为阳起石、桑螵蛸，凡十物使。主二百草，为之长。

立春之日，木兰、射干先生，为柴胡、半夏使。主头痛四十五节。

立夏之日，蜚蠊先生，为人参、茯苓使，主腹中七节，保神守中。

夏至之日，豕首、茱萸先生，为牡蛎、乌喙使，主四肢三十二节。

立秋之日，白芷、防风先生，为细辛、蜀漆使，主胸背二十四节。

原注：上此五条，出《药对》中，义旨渊深，非俗所究。虽莫可遵用，而是主统之本，故亦载之。